全民膳食营养全书

原解放军 309 医院营养科主任

张晔 ——————— 主编

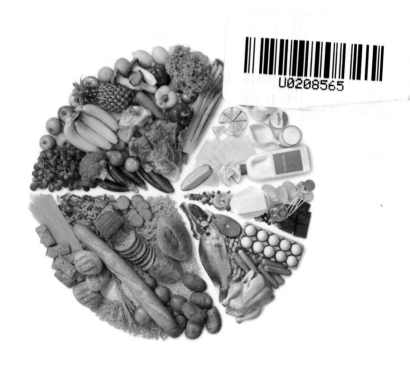

中国纺织出版社有限公司

图书在版编目（CIP）数据

全民膳食营养全书 / 张晔主编. —— 北京：中国纺织出版社有限公司，2020.2

ISBN 978-7-5180-6818-0

Ⅰ.①全… Ⅱ.①张… Ⅲ.①膳食营养 Ⅳ.①R151.4

中国版本图书馆 CIP 数据核字（2019）第 227679 号

责任编辑：樊雅莉　　特约编辑：范红梅
责任校对：韩雪丽　　责任印制：王艳丽

中国纺织出版社有限公司出版发行
地址：北京市朝阳区百子湾东里 A407 号楼　邮政编码：100124
销售电话：010-67004422　传真：010-87155801
http://www.c-textilep.com
中国纺织出版社天猫旗舰店
官方微博 http://weibo.com/2119887771
天津千鹤文化传播有限公司印刷　各地新华书店经销
2020 年 2 月第 1 版第 1 次印刷
开本：710×1000　1/16　印张：12
字数：166 千字　定价：49.80 元

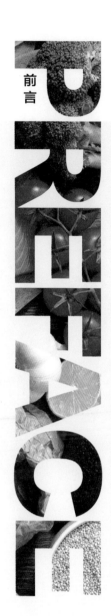

营养状况与每个人的身体健康息息相关，而健康状况又直接决定了生活质量。高质量的生活一定拥有健康这个领头的"1"，后面其他诸如事业、财富、感情等"0"才有意义。

现代人已不再为"吃饱"发愁，而开始关注如何"吃好"。随着高血压、糖尿病、脂肪肝、血脂异常等这些慢性病的盛行，人们开始被迫思考饮食的意义了。饮食不应该只是满足口腹之欲，更要肩负健康使命。

五脏六腑、大脑、血液中的每一个细胞，都需要营养供应，而摄入了什么样的营养，便决定了身体拥有什么样的状态。无肉不欢、菜里油汪汪……这似乎成了很多现代人的标配，很多病是吃出来的，管住嘴就能阻挡 80% 的慢性病！

已经迈入慢性病行列的人也不必沮丧，从现在开始规划饮食，合理而科学地摄入营养，也能很好地控制疾病的进程。

2019 年国务院发布了《"健康中国 2030"规划纲要》，提出健康中国的建设目标，鼓励和推动"以治病为中心"转变为"以人民健康为中心"，动员全社会落实以预防为主的健康中国目标，使群众不生病、少生病。

为此，我们策划了这本书。本书依据《中国居民膳食指南（2016）》，全面解析食物营养与功效，为每个家庭和个人量身打造膳食指南，并结合我国居民营养缺乏和营养过剩并存、慢性病高发的健康现状，指导人们健康、合理饮食，让没病的人防病，让已病的人控制疾病。

愿每一个人，每一个家庭，都能拥有不病不忧的美好人生。

绪论　国民膳食热点问题

第一章　膳食均衡　补对营养　不得慢性病

第二章　健康的膳食　从"四低"开始

第三章　食物就是大医生　吃对了，赶小病防大病

第四章　不同人群膳食指南　维护全生命周期健康

第五章 魔力营养 摆脱困扰病症

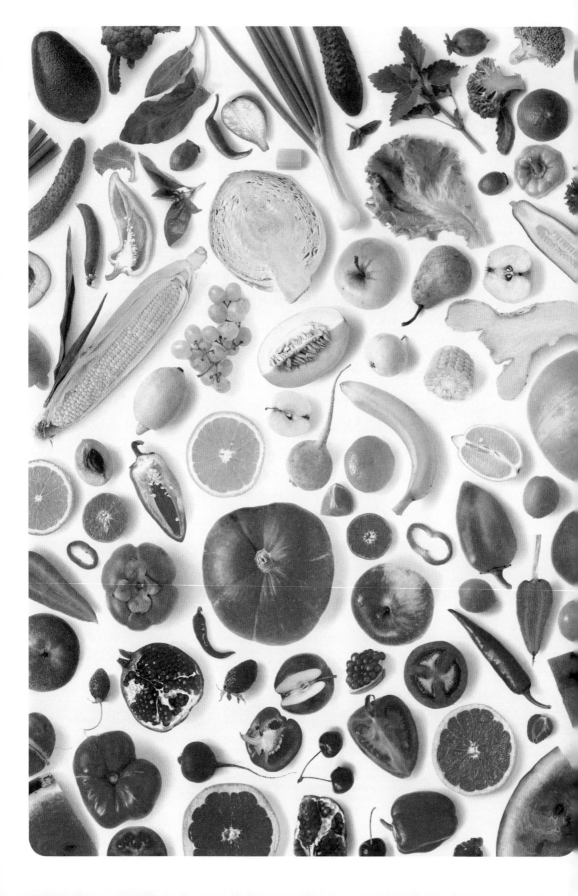

国民膳食热点问题

多吃酸性食物易得癌？

张晔说：在食物化学研究中，根据食物燃烧后所得灰分的化学性质，将食物分为酸性和碱性。如食物灰分中含有较多磷、硫、氯等元素，溶于水后会呈酸性，如各种肉食类；而有些食物灰分中含有较多的钠、钾、钙、镁等元素，则认为食物呈碱性，如各种蔬菜、水果、薯类、藻类等。

正常来说，人体具有完整的缓冲系统和调节系统，能自我调节酸碱平衡，血液的酸碱度是各种代谢产物综合平衡的结果，靠食物的酸碱性是不会改变人体的酸碱平衡的。因此，多吃酸性食物易得癌是个伪命题。比起食物的酸碱性，我们更强调膳食平衡、食物多样。

张晔说：在食品安全理论中，是没有"食物相克"这种说法的。所谓"食物相克"的理由，一是认为食物含大量的草酸、鞣酸，与钙结合影响营养吸收。但是，大部分植物均含有草酸，以菠菜和豆腐为例，虽然草酸能与部分钙结合，但其影响较小，没有被结合的钙仍然对身体有用。

"食物相克"是真的吗？

二是认为与食物间发生化学反应有关。以"海鲜和水果相克"为例，认为海鲜中的五价砷和水果中的维生素 C 发生化学反应，可生成三氧化二砷（砒霜）而引起中毒。但一个人要吃 40 千克海鲜才能达到中毒剂量（50 毫克砒霜），谁能一次性吃这么多海鲜呢。因此，"食物相克"是不成立的。

不过，饮食中有一些宜忌还是需要注意的，比如糖尿病患者不宜吃血糖生成指数高的食物、脂肪肝患者不宜吃胆固醇高的食物等。

多吃点营养素补充剂就可以补营养？

张晔说：有一些人由于生活节奏快、饮食不规律，完全寄希望于靠营养素补充剂或者营养强化食品来补充营养。其实这是不对的。大部分营养补充剂不能替代食物，只能作为膳食营养补充品，以弥补营养不足。

食用营养补充剂时应注意：

- 优先从饮食中获取各种天然营养素。只有当膳食不能满足营养需要时，才可根据自身的身体特点和营养需求，选择适当的营养素补充剂。
- 科学选购，合理食用。
- 别盲目食用，营养素缺乏时才需要补充，而且应在营养师或医师指导下使用。

张晔说：所谓反季节蔬菜，多指冬天大棚里栽培出来的蔬菜。尽管与夏季大田蔬菜相比，冬季室温蔬菜的叶绿素、维生素 C、钙、镁、钾等矿物元素含量会略逊一筹，但总比只吃土豆、萝卜、白菜过冬，营养上要更丰富一些。与反季节蔬菜和平共处需要注意：

反季节蔬菜究竟能不能吃？

- 无论哪个季节，多吃点蔬菜水果，才是有益于健康的明智之举。
- 如果有可能，优先选择应季的农产品，比如春天不一定要吃西瓜，最好等到 7 月大批上市的时候吃；秋天不一定要吃草莓，因为它是 5 月的美味。
- 优先选择本地出产的蔬菜水果，不仅成熟度好，营养价值损失小，价钱也合理。
- 尽管皮的营养价值较高，但吃长途跋涉而来的"洋"水果，或者表皮特别光鲜美丽的水果，一定更要注意削皮，因为这些皮可能会经过打蜡、保鲜剂处理等。

禽流感高发期还能吃鸡肉吗?

张晔说: 禽流感几乎在每年的秋冬季都会出来刷一下存在感。每当这时候,大家都在嘀咕,都禽流感了,那么鸡肉、鸭肉等禽类肉制品还能吃吗?

正常的烹调温度(食物所有部分达到70℃以上)就会使流感病毒灭活。因此,正确制备和烹饪的肉都是安全的,当然也包括鸡肉、鸭肉等禽肉。禽流感期间需要注意:

- 如果接触活禽或粪便,尽快洗手。
- 购买有检疫证明的鲜、活、冻禽畜及其产品,如"冰鲜""冻鲜"禽肉产品等。
- 生禽、畜肉和鸡蛋等要完全烧熟,加工处理生的畜肉和蛋类后要彻底洗手。
- 讲究饮食卫生,在清洗、切配、储藏等过程中,做到生熟分开。

张晔说: 在超市里,无论是酸甜的糖果、可口的零食,还是软软的面包、酥脆的饼干等,都是食品添加剂的杰作。其实,大规模的现代食品工业,就是建立在食品添加剂的基础上。如果不加入任何食品添加剂,只怕大部分食品都会变得难看、难吃、难以保存,或者价格昂贵,消费者也是没法接受的。

我们能完全远离食品添加剂吗?

实际上,国家许可使用的食品添加剂整体安全性上是比较高的,在正常用量下不会引起不良反应。要想真正远离大量食品添加剂,唯一的方法是自己买新鲜的食材,自己做无添加剂的饮食。

如果没时间自己买自己做,又要求食物保存时间长,颜色漂亮口感好,那么也可以心平气和地接受食品添加剂,肯定它们对食品的安全、美味和方便做出的贡献,但应避免过度追求口感、颜色,要接受食品的天然特性,并仔细看包装上的配料说明,再来选择食品。

食品标签要怎么看？

食品质量　危害分析
安全市场　及关键控
准入标志　制点标志

A 级绿色　AA 级绿色
食品标志　食品标志

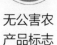

无公害农　良好农业
产品标志　规范标志

农产品地　有机食品
理标志　　标志

张晔说： 在超市选购食物时，会看食品标签，不仅能了解所购食品的质量特性、安全特性、食用或饮用方法等，还能帮助鉴别食品真伪，了解其所含的成分，从而选购到安全放心的健康食品，防止随意饮食导致的慢性病。

- 看食品类别。一般食品标签上会标明食品的类别，类别名称是国家许可的规范名称，能反映出食品的本质。

- 看营养成分。就人们摄取食物的主要目的而言，蛋白质、维生素、矿物质等营养成分的含量自然是越高越好。可是对于以口感取胜的食物来说，却要小心其中的热量、脂肪、饱和脂肪酸、钠和胆固醇等指标，注意这几种营养成分的含量。食品标签上的营养成分表必须包含以下五项：能量（热量）、蛋白质、脂肪、碳水化合物和钠。

- 看配料表。在"配料"这一栏下面，用量最多的原料排在第一位，用量最少的原料则排在最后一位。同时，对食品添加成分必须注明具体名称，如柠檬黄、胭脂红、阿斯巴甜、甜蜜素等。

- 看生产日期和保质期。在保质期内，应选择距离生产日期近的产品，能更好地保障安全性和口感。

- 看认证标志。不少食品包装上有各种质量认证标志，如有机食品标志、绿色食品标志、无公害食品标志、QS 标志等，还有市场准入证明。这些代表着产品的安全品质和管理质量。在同等情况下，最好优先选择有认证的产品。

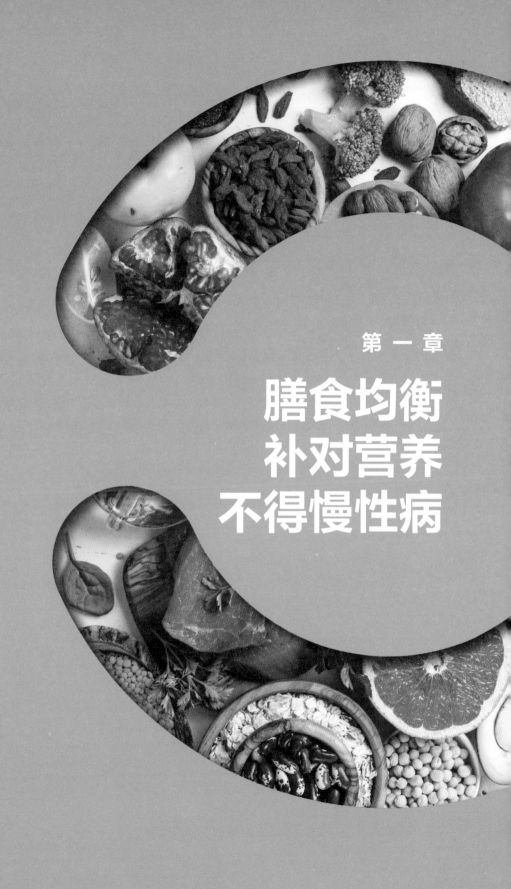

第 一 章

膳食均衡
补对营养
不得慢性病

全民饮食宝典
《中国居民膳食指南（2016）》
的 6 句总结

食物多样，谷类为主

关键推荐

- 每天的膳食应包括谷薯类、蔬菜水果类、畜禽鱼蛋奶类、大豆坚果类等食物。
- 平均每天摄入 12 种以上食物，每周摄入 25 种以上食物。
- 每天摄入谷薯类食物 250~400 克，其中全谷物和杂豆类 50~150 克，薯类 50~100 克。
- 食物多样、谷类为主是平衡膳食宝塔的重要特征。

　　食物多样才能实现平衡膳食，没有一种食物能满足人体所需的全部营养，不同食物所含的营养成分是不同的，多种食物组成的膳食才能满足人体所需的能量及全部营养素，从而促进人体正常的生长发育，并且降低高血压、糖尿病、高脂血症等多种慢性病的风险。《中国居民膳食指南（2016）》量化了到底什么是"食物多样"，强调平均每天至少摄入 12 种，每周至少摄入 25 种食物。

　　强调谷类为主，是因为谷类含有丰富的碳水化合物，是人体最经济、直接的能量来源，也是 B 族维生素、矿物质、膳食纤维（主要存在于粗粮中）和植物性蛋白质的主要来源，在保障儿童及青少年生长发育、维持人体健康方面发挥着重要作用。

谷类

碳水化合物、膳食纤维、B族维生素、蛋白质、矿物质

降低2型糖尿病、心血管疾病和直肠癌的发病风险

水果

碳水化合物、膳食纤维、维生素C、钾、镁、植物化合物

控制体重，降低心血管疾病和消化道癌症的发病风险

蔬菜

各种维生素（尤其是维生素C等）、膳食纤维、钾、钙、镁、植物化合物

降低心血管疾病、食管癌、结肠癌、胃癌、直肠癌、2型糖尿病的发病风险

畜肉

脂肪、优质蛋白质、铁

促进生长发育，防止贫血（摄入过多会增加肥胖等风险）

鱼类

不饱和脂肪酸、优质蛋白质、钙、磷

降低心血管疾病和脑卒中的发病风险

坚果

不饱和脂肪酸、钙、镁、维生素E

降低心血管疾病的发病风险，改善血脂

禽肉

优质蛋白质

降低高脂血症、肥胖风险

大豆及豆制品

优质蛋白质、钙、膳食纤维、异黄酮

抗衰老，预防乳腺癌和心血管疾病

奶及奶制品

优质蛋白质、钙、脂肪

预防乳腺癌和骨质疏松

什么是平衡膳食？

张晔答

　　平衡膳食是指食物多样化，营养素种类齐全，数量充足，营养素之间比例适当，膳食所提供的热能和营养素与人体所需要的量保持平衡，从而促进各营养素的吸收和利用，营养平衡。

吃动平衡，健康体重

关键推荐

- 各年龄段人群都应每天运动、保持健康体重。
- 食不过量，控制总热量摄入，保持能量平衡。
- 坚持日常身体活动，每周至少进行 5 天中等强度身体活动，累计 150 分钟以上；主动身体活动最好每天 6000 步。
- 减少久坐时间，每小时起来动一动。

人体的热量消耗包括基础代谢、运动、食物热效应及生长发育的需要。热量代谢的完美状态就是摄入与消耗平衡，能使机体保持健康。热量过剩会导致肥胖、糖尿病、高血压、高脂血症等慢性病，热量不足则会影响正常的生长发育。

每天 6000 步

每天运动，保持热量平衡，同时均衡饮食，维持健康体重。《中国居民膳食指南（2016）》建议成年人的主动活动量最好达到每天 6000 步。6000 步的目标可以一次完成，也可以分 2 次或 3 次完成，比如早起后走 2000 步，午饭后走 2000 步，晚饭后再走 2000 步。

当然也包括相当于 6000 步所消耗热量的其他运动形式。这对于避免肥胖、强健血管、预防糖尿病等慢性病的发生具有明显的效果。

每天增加一点热量	➤	40 克米饭（约 10 口） 25 克水饺（2~3 个饺子） 植物油 5 克	➤	1 年之后体重增加 1 公斤

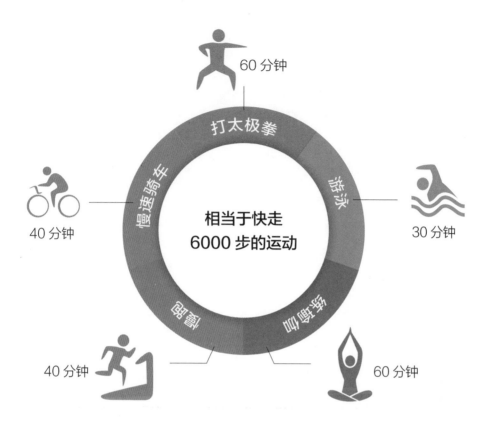

60 分钟

打太极拳

游泳

慢速骑车

相当于快走
6000 步的运动

30 分钟

40 分钟

爬楼梯

健身操

40 分钟

60 分钟

怎样创造运动的机会？

张晔答

　　要培养运动习惯，把运动融入到生活中去。出行时，尽量选择步行、骑车等方式。乘坐公交车上下班的可以提前一两站地下车走走路。开车族也要每周安排一两次不开车，增加运动量。

　　办公室一族，要减少久坐，每隔 1 小时要起身活动，伸懒腰、甩甩手、活动活动关节等。

　　家务劳动，如擦地板、擦玻璃、烹饪、洗衣服、整理房间等，都能增加热量消耗。

多吃蔬果、奶类、大豆及豆制品

- 蔬菜水果是平衡膳食的重要组成部分，奶类富含钙，大豆富含优质蛋白质。
- 餐餐有蔬菜，保证每天摄入 300~500 克蔬菜，深色蔬菜应占 1/2。
- 天天吃水果，保证每天摄入 200~350 克新鲜水果，果汁不能代替鲜果。
- 吃各种各样的奶制品，相当于每天液态奶 300 克。
- 经常吃豆制品，适量吃坚果。

蔬菜、水果、奶类、大豆及豆制品是平衡膳食的重要组成部分，对人体健康益处很多，但事实是我们普遍存在摄入量不足的问题。

蔬菜和水果

属于低能量食物，并且富含维生素、矿物质、膳食纤维等，是人体获得维生素的主要来源，可维持肠道健康、减少慢性病发生。

每天怎么吃?

1. 保证在一餐的食物中，蔬菜量大约占 1/2，这样才能满足一天"量"的目标。
2. 讲究荤素搭配，做到餐餐有蔬菜。
3. 在家中或工作单位将水果放在容易看到和方便拿到的地方，这样随时可以吃到。

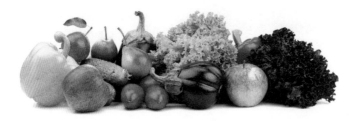

牛奶及奶酪、酸奶等奶制品

奶及奶制品是钙的良好来源，并且在人体的吸收利用率很高。每天摄入300 克奶或相当量的奶制品就能较好地补充钙，对于预防骨质疏松非常关键。奶类还是优质蛋白质和 B 族维生素的良好来源。

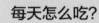

每天怎么吃？

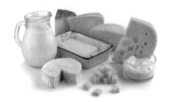

1. 选择多种奶制品，如液态奶、奶粉、酸奶、奶酪和炼乳等。
2. 将牛奶当作膳食组成的必需品，如早餐饮用一杯牛奶（200~250 毫升），在午饭加一杯酸奶（100~125 毫升）即可。
3. 乳糖不耐受的人可首选低乳糖奶制品，如低糖牛奶、酸奶、奶酪等。另外一个办法就是少量多次，并与其他谷物食物同食，不空腹饮奶。
4. 对于确认牛奶蛋白过敏的人，应避免食用牛奶。

大豆及豆制品

大豆及豆制品富含优质蛋白质，是可与动物性食物相媲美的高蛋白质食物，还富含必需脂肪酸、维生素 E 及大豆异黄酮、植物固醇等，有利于促进生长发育、增强记忆力、延缓衰老、降低胆固醇、防治动脉硬化。

大豆经加工制成的豆制品，蛋白质、钙等营养素的吸收率大大提高，还有更多的磷、铁等矿物质释放出来，是很好的营养补充来源。

每天怎么吃？

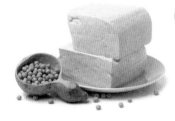

1. 每周可轮换食用豆腐、豆腐干等制品。
2. 自制豆芽和豆浆也是不错的方法。

适量吃鱼、禽、蛋、瘦肉

关键推荐

- 鱼、禽、蛋和瘦肉摄入要适量。
- 每周吃鱼 280~525 克，畜禽肉 280~525 克，蛋类 280~350 克，平均每天摄入总量 120~200 克。
- 优先选择鱼和禽。
- 吃鸡蛋不弃蛋黄。
- 少吃肥肉、烟熏和腌制肉制品。

鱼、禽、蛋、瘦肉属于动物性食物，含有丰富的优质蛋白质、脂肪、维生素 A、B 族维生素、铁等营养素，是平衡膳食不可或缺的部分。现在人们的饮食中不仅不缺少鱼、禽、蛋、瘦肉，反而吃得太多了，大大超过了身体所需，以至于这些动物性食物中过多的饱和脂肪酸和胆固醇，增加了肥胖、心血管疾病的发生风险。因此，对于这类食物，《中国居民膳食指南（2016）》强调的是要适量摄入，不宜过多。

怎么吃不过量

把握好适量摄入的关键是要注意控制总量。建议成人每周摄入鱼和畜禽肉的总量不超过 1 千克，鸡蛋不超过 7 个。

❶ 每周的量，避免集中食用，而是要将这些食物分散到每天各餐中。最好每餐可见到肉，每天可见到蛋，以便更好地发挥蛋白质互补作用。

❷ 鱼和畜肉、禽肉可以换着吃，但不宜相互取代，不要偏食某一类而拒绝另一类。如果每天不能保证鱼、禽、蛋、瘦肉都吃到，但最少应有两种，这样更利于平衡营养。

❸ 大块的肉，如东坡肘子、红烧鸡腿等，容易过量摄入，宜切小块烹饪。

少油少盐，控糖限酒

关键推荐

- 培养清淡饮食习惯，少吃高盐和油炸食品。成人每天摄入食盐不超过 6 克，每天烹调油的摄入量控制在 25~30 克。
- 控制添加糖（添加到食物中的糖或糖浆）的摄入量，每天摄入不超过 50 克，最好控制在 25 克以下。
- 每日反式脂肪酸摄入量不超过 2 克。
- 足量饮水，成年人每天 7~8 杯（1500~1700 毫升），提倡饮用温水、白开水和茶水；不喝或少喝含糖饮料和低于 37° 以下的水。
- 儿童少年、孕妇、乳母不应饮酒。成人如饮酒，男性一天饮用酒的酒精量不宜超过 25 克，女性不宜超过 15 克。

油、盐是烹饪的主要调味品，是每天都离不开的，但现状是大家吃油太多，吃盐太多，各种添加糖摄入过多，饮酒没有限制，以至于高脂血症、高血压、糖尿病、脂肪肝等慢性病越来越多。养成清淡的饮食习惯可以减少很多慢性病的发生。

油和盐的使用

食用油包括植物油和动物油，每天应尽量选择 2~3 种植物油搭配使用，每天的烹调油总量不超过 30 克。食盐的用量要控制在每天 6 克以内，同时少吃其他咸味食物，如咸菜、酱油等。

控制添加糖摄入

添加糖属于纯能量食物，吃得过多会增加龋齿、肥胖等风险，因此《中国居民膳食指南（2016）》建议每天添加糖的摄入量不超过 10%，最好不超过总能量的 5%。含糖饮料是人们摄入添加糖的主要途径，一定要少喝或不喝。

13

做好限酒

过量饮酒会增加痛风、酒精性脂肪肝、心血管疾病等的发病风险，因此一定要避免过量饮酒。某些疾病患者及儿童、青少年、孕妈妈等不要饮酒。如果实在戒不掉，应控制好饮酒量。以酒精量计算，成年男性和女性一天最大饮酒的酒精量建议分别不超过 25 克和 15 克。

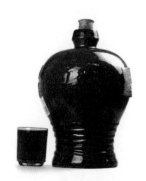

不同酒的酒精含量

酒的种类	15 克酒精	25 克酒精
啤酒	450 毫升	750 毫升
葡萄酒	150 毫升	250 毫升
38% 酒精度白酒	50 毫升	80 毫升
高度白酒	30 毫升	50 毫升

杜绝浪费，兴新时尚

关键推荐

- 珍惜食物，按需备餐，提倡分餐不浪费。
- 选择新鲜卫生的食物和适宜的烹调方式。
- 食物制备生熟分开、熟食二次加热要热透。
- 学会阅读食品标签，合理选择食品。
- 多回家吃饭，享受食物和亲情。
- 传承优良文化，兴饮食文明新风尚。
- 多种烹制方法更利于营养素的保存和利用。

快速解读
《中国居民膳食指南（2016）》
的新亮点

更强调"平衡膳食"

《中国居民膳食指南（2016）》建议"食物多样，谷类为主"，这是平衡膳食模式的重要特征。该指南强调，如果不能一天一平衡，那就一周一平衡，平均每天摄入 12 种以上食物，每周摄入食物 25 种以上。比如，肉类可以以周为单位，每周总量不超过 1 千克，但是不要集中食用，要分散到各餐中。

建议摄入的主要食物种数

食物类别	平均每天种类数	每周至少品种数
谷类、薯类、杂豆类	3	5
蔬菜、水果类	4	10
畜、禽、鱼、蛋类	3	5
奶、大豆、坚果类	2	5
合计	12	25

提倡增加粗杂粮和薯类摄入

《中国居民膳食指南（2016）》仍然把谷薯类放第一层，强调全谷物和杂豆要达到 50~150 克，薯类要达到 50~100 克。适当减少精白米面，增加粗粮杂豆，可减少精制碳水化合物带来的不良影响，提高主食营养，减少糖尿病等慢性疾病和肥胖的发生。

把大豆和杂豆区分开，但都要吃

《中国居民膳食指南（2016）》把杂豆和大豆区分开，大豆单独列一类，杂豆归入粮食类中推荐。其实，大豆不单指黄豆，还包括黑豆、青豆等。杂豆是指扁豆、绿豆、红豆、豌豆、芸豆、鹰嘴豆、蚕豆等。大豆和杂豆的营养成分是有区别的。

大豆中的蛋白质含量高达 35%，属于优质蛋白质，大豆及其豆制品的营养价值可以和肉类相媲美，是可以适当替换肉类食用的。而杂豆中的碳水化合物含量高达 55% 以上，多当粮食食用，是做馅、和面、煮粥的良好选择。

水果、动物性食物的摄入量有所下调

水果的摄入量从原来的 200~400 克，下调为 200~350 克。水果中糖分含量比较高，并不是吃越多越好，吃得过量容易引发血脂异常等疾病。

畜禽肉从原来的 50~75 克，下调为 40~75 克。这是针对目前人们的饮食现状而来的，脂肪是人体必需的营养素，但是过量摄入会导致肥胖等症的发生，尤其是摄入饱和脂肪酸过量会引发疾病。

果汁不能代替鲜果

《中国居民膳食指南（2016）》明确提出，水果榨汁喝和直接食用完整水果的作用是不同的。首先，水果榨汁尤其是过滤后会损失大量的膳食纤维、维生素 C 和很多抗氧化成分，剩下的是大量的果糖；其次，水果榨汁容易进食过量，直接吃水果可能吃 1 个就饱了，可是榨汁后容易一口气喝下去两三个水果的量，血糖上升快。

吃鸡蛋不要纠结蛋黄胆固醇了

鸡蛋黄含有维生素 A、维生素 B_1、卵磷脂等成分，钙、磷、铁等也主要集中在蛋黄部分，可促进生长发育、大脑发育和维持神经系统功能。但同时，蛋黄又是人们日常饮食中最常接触到的高胆固醇食物，每百克蛋黄中胆固醇含量高达 1510 毫克，这就让很多人在吃蛋黄的时候非常纠结。

然而《中国居民膳食指南（2016）》强调吃鸡蛋不必丢弃蛋黄。这是因为胆固醇本身是人体必需的重要成分，而且人体内的胆固醇大部分是自身合成的，少部分由饮食供给，人体自身脂肪代谢对血中胆固醇水平的影响，要远大于膳食中胆固醇含量的影响，健康人不必格外限制胆固醇的摄入，因此吃鸡蛋的时候不必去蛋黄。

> **血脂异常的人能吃蛋黄吗？**

张晔答

对于某些需要限制胆固醇摄入的疾病患者，如血脂异常、脂肪肝等，可以吃鸡蛋黄，但是要控制量。比如正常人一周不超过 7 个全蛋，胆固醇异常患者一周不少于 3 个全蛋。

每天多喝 1~2 杯水

《中国居民膳食指南（2016）》对饮水量要求有所提高，从 1200 毫升（约 6 杯）调高至 1500~1700 毫升（约 7~8 杯），并鼓励喝白开水和茶水，要少喝甜饮料。如果活动量大，出汗多，则相应增加喝水量，及时补水。

首次提出限制添加糖

《中国居民膳食指南（2007）》只是提到少油少盐，《中国居民膳食指南（2016）》则明确提出要控糖限酒，首次对添加糖提出限制，这与世界卫生组织对添加糖的限制完全一致。推荐将儿童和成年人的糖摄入量都控制在总能量摄入的 10% 以下，以预防肥胖、龋齿等健康问题的发生。

碳水化合物是身体最经济、最主要的能量来源

碳水化合物和血糖、肥胖的关系

碳水化合物是为人体提供能量的三种主要营养素中最经济的营养素。1克碳水化合物大约可以为人体带来4千卡的热量，还能防止蛋白质的过度消耗。

很多人认为碳水化合物会升高血糖、引发肥胖，从而一味少吃主食，甚至干脆不吃。其实，影响血糖和决定胖瘦的是每日摄入食物的总能量。如果只是单纯少吃主食，却大量吃高脂肪肉类或零食，反而容易造成脂肪堆积、血糖升高。而且，碳水化合物是大脑所需的主要能量来源，在人体每日所需的营养素中所占比例最大。因此合理利用碳水化合物，对于保证身体健康、防治慢性病意义重大。

碳水化合物在人体中的作用：储存与提供热量；构成机体组织，参与细胞的多种活动；节省蛋白质；抗生酮；保肝解毒。

碳水化合物推荐摄入量：占每日总热量的55%~65%。

"无糖食品"可以多吃吗？

张晔答

碳水化合物是所有糖类的总称，现在市面上有很多无糖食品，不少人觉得既然无糖就可以放开了吃。其实，所谓的"无糖食品"，是指不含蔗糖、葡萄糖、麦芽糖等单、双糖，但含有糖醇等糖替代品的食物。

国家相关标准规定，"无糖"是指固体或液体食品中每100克或每100毫升的含糖量不高于0.5克。如果不加节制大量食用，仍会导致血糖升高而不易控制。事实上，在现实生活中很难找到真正的"无糖食品"。因此，不应一味地选择所谓的"无糖食品"，而应选择低血糖生成指数、低热量的食品。

复合碳水化合物是大脑最佳能量来源

大脑需要葡萄糖提供能量，人类摄入碳水化合物，并将其转化为葡萄糖，从而为脑部供能。如果脑部葡萄糖供养不足，人会出现疲惫、易怒、头晕、失眠等症状。然而，并不是所有的碳水化合物都适合为大脑供能，以复合碳水化合物为最佳，比如全谷物、豆类、新鲜水果以及蔬菜等。

复合碳水化合物

慢速释放能量的，不会导致血糖大幅升高，日常饮食中，应该尽量选择此类食物

食物来源

全麦、燕麦、糙米、豆类、薯类、水果、蔬菜、杂粮面包、全麦食物

碳水化合物

简单碳水化合物

快速释放能量，升糖快，日常饮食中要适当减少摄入比例，尤其是糖尿病和血脂异常等慢性病患者应少选此类食物

食物来源

大米、白面和其他精制谷物；白糖、红糖、麦芽糖、葡萄糖、蜂蜜、糖浆

两种碳水化合物分时间吃利用率更好

什么时候吃简单碳水化合物，什么时候吃复合碳水化合物呢？

简单碳水化合物能迅速被人体消化吸收，补充能量，但也极易提高胰岛素分泌速度，并容易转化成脂肪。因此在饥饿状态或者低血糖状态时可以进食此类食物迅速补充血糖。

复合碳水化合物的消化需要较多的能量和较长的时间，因此比较抗饿。在除去上述情况外，都应以复合碳水化合物为主。

张晔说营养

两餐间隔别太久

两餐间隔太长，会提高碳水化合物的吸收率，导致餐后高血糖。特别是不吃早餐，到了中午和晚上食欲就会增加，很容易多吃。因此，为了预防糖尿病和肥胖等生活习惯病，一定要按合理规律安排一日三餐。

脂肪总是和那些与胖相关的病扯不清

脂肪过量必然肥胖，高血压、糖尿病不找自来

脂肪对于人体十分重要，吃少了不行，吃多了也不行，吃得不对还不行。肥胖、高血压、血脂异常、糖尿病、动脉硬化这些病很大一部分原因都是因为脂肪太多。

脂肪在人体中的作用：构成身体细胞的重要成分；保护身体、储存热量；促进脂溶性维生素（如维生素 A、维生素 D、维生素 E、维生素 K）等的吸收。

脂肪推荐摄入量：占每日总热量的 20%~30%。

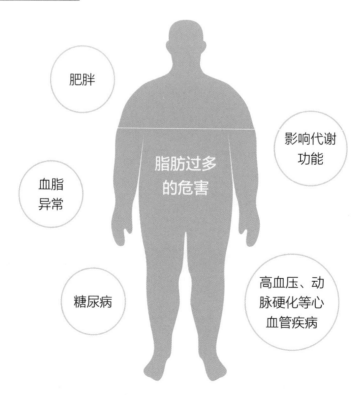

肥胖

影响代谢功能

血脂异常

脂肪过多的危害

糖尿病

高血压、动脉硬化等心血管疾病

好脂肪、坏脂肪，看"质"就知道

　　一味地抵触脂肪也不利于身体健康。用正确的态度对待脂肪很重要，摄取脂肪不再单纯看"量"，而是注重"质"，可按照"好脂肪""坏脂肪"的标准来选择饮食。

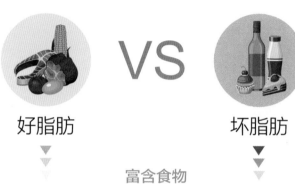

富含食物

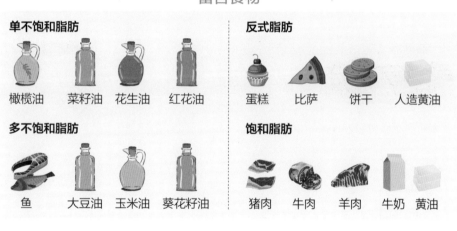

补充须知

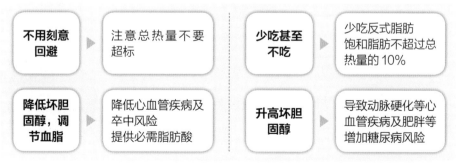

学会饮食替换，让脂肪吃得更健康

好脂肪大多来源于天然的动植物，而坏脂肪多来源于加工食品。如果把1% 的饱和脂肪替换为不饱和脂肪，低密度脂蛋白胆固醇可以降低 1.3 毫克；如果每1% 的反式脂肪替换为不饱和脂肪，低密度脂蛋白胆固醇可以降低 1.5 毫克，高密度脂蛋白胆固醇会升高 0.5 毫克。

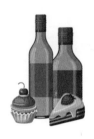 反式脂肪 饱和脂肪 替换为 不饱和脂肪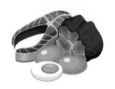

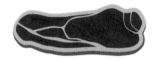 红肉 替换为 白肉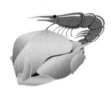

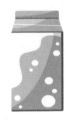 全脂牛奶 替换为 脱脂牛奶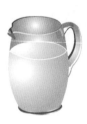

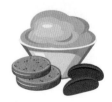 加工食品 替换为 天然食品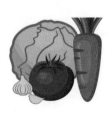

蛋白质是生命的物质基础

蛋白质的作用

蛋白质是生命的物质基础，没有蛋白质就没有生命。人体的每个组织，包括毛发、皮肤、肌肉、骨骼、内脏、大脑、血液、神经、内分泌系统等都是由蛋白质组成的。

蛋白质可保证身体的生长、发育、繁殖并供给能量，也是更新和修补组织及细胞的主要原料。人体内摄入的蛋白质不足会影响身体健康，但过量同样也不利于健康。

蛋白质在人体中的作用：构成组织和修补组织；供给热量；构成抗体，维持机体免疫力；合成酶，促进食物的消化、吸收和利用。

蛋白质推荐摄入量：男性 65 克 / 天；女性 55 克 / 天（每公斤标准体重 0.8~1.2 克 / 天）。

合理搭配食物可提高蛋白质营养价值

有些食物蛋白质中虽然含有齐全的必需氨基酸，但是蛋白质氨基酸模式与人体蛋白质氨基酸模式差异较大，不能被人体充分利用，就会造成蛋白质营养价值降低。因此，通过把不同种类的食物搭配在一起可以取长补短，提高蛋白质的营养价值。

比如玉米中赖氨酸含量低、蛋氨酸含量高，黄豆中赖氨酸含量高、蛋氨酸含量低，二者同食可实现营养互补。一般来说，食物搭配的种类越多，营养价值越高，并且动物性食物与植物性食物搭配，比单纯的植物性食物混合要好。

优质蛋白质应占膳食蛋白质总量的 30%~50%

　　食物中蛋白质的含量越高，对人体的意义越大。同时蛋白质的消化率和利用率越高，对人体健康就越有益。也就是说，蛋白质质量的优劣是以其被人体消化吸收的程度为依据来进行判断的。蛋白质所含必需氨基酸种类齐全，氨基酸模式与人体氨基酸模式接近，营养价值高为优质蛋白质，应占膳食蛋白质总量的 30%~50%。

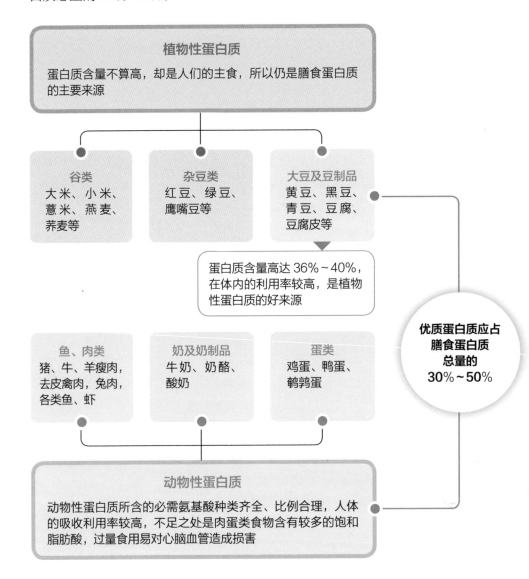

植物性蛋白质
蛋白质含量不算高，却是人们的主食，所以仍是膳食蛋白质的主要来源

谷类
大米、小米、薏米、燕麦、荞麦等

杂豆类
红豆、绿豆、鹰嘴豆等

大豆及豆制品
黄豆、黑豆、青豆、豆腐、豆腐皮等

蛋白质含量高达 36%~40%，在体内的利用率较高，是植物性蛋白质的好来源

鱼、肉类
猪、牛、羊瘦肉，去皮禽肉，兔肉，各类鱼、虾

奶及奶制品
牛奶、奶酪、酸奶

蛋类
鸡蛋、鸭蛋、鹌鹑蛋

优质蛋白质应占膳食蛋白质总量的 30%~50%

动物性蛋白质
动物性蛋白质所含的必需氨基酸种类齐全、比例合理，人体的吸收利用率较高，不足之处是肉蛋类食物含有较多的饱和脂肪酸，过量食用易对心脑血管造成损害

钙有利于强壮骨骼

钙与骨骼和高血压等疾病的关系

人体99%的钙存在于骨骼和牙齿中，直接关系骨骼和牙齿的健康，人体一旦缺钙，不仅仅会导致骨质疏松，还会诱发多种病，比如高血压、动脉硬化、心脏病、糖尿病、经前综合征等。因为钙不仅仅构建了骨骼，人体几乎所有的生命活动都离不开钙的支持，心脏的跳动、肌肉的收缩、消化的进行、激素的分泌甚至大脑的活动，都需要它的参与。

钙在人体中的作用：构成骨骼和牙齿；参与调节神经、肌肉兴奋性。

钙推荐摄入量：每天800毫克。

补钙的 2 种途径

多吃富含钙质的食物

从食物中补钙的来源以乳类及乳制品为好，虽然乳类的含钙量不是最高的，但是其吸收率是最好的。

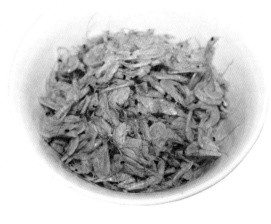

另外，水产品中的虾皮、海带等含钙量也较高，坚果、豆类及豆制品、绿叶蔬菜中含钙也较多，它们都是补钙的良好来源。

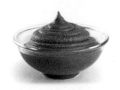

芝麻酱 1170 毫克
推荐吃法：大拌菜

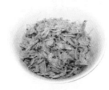

虾皮 991 毫克
推荐吃法：虾皮拌菠菜

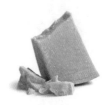

奶酪 799 毫克
推荐吃法：粗粮三明治

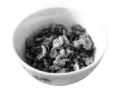

海米 555 毫克
推荐吃法：海米冬瓜汤

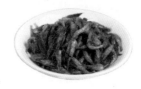

河虾 325 毫克
推荐吃法：韭菜炒河虾

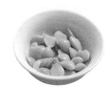

杏仁 266 毫克
推荐吃法：芹菜拌杏仁

海带（泡发）241 毫克
推荐吃法：海带炒肉丝

黄豆 191 毫克
推荐吃法：豆浆

酸奶 161 毫克
推荐吃法：直接
饮用

牛奶 104 毫克
推荐吃法：温热
饮用

乳糖不耐受的人怎么办？

张晔答

　　首先，可以用酸奶代替牛奶，因为酸奶是经过发酵的奶，在发酵过程中大部分乳糖已经被分解为乳酸，乳糖不耐受的人也可以饮用。还可以选择乳糖含量极低的低乳糖牛奶，比如舒化奶。其次在喝牛奶的时候可以采取少量多次的原则，让肠道逐渐习惯，尽量克服乳糖不耐受。并且一定不要空腹喝牛奶，可以先吃一些面包、馒头等主食以降低不适感。

钙和维生素 D 要同补

维生素 D 是一种脂溶性维生素。维生素 D 可以全面调节钙代谢，增加钙在小肠的吸收，维持血中钙和磷的正常浓度，促使骨和软骨正常钙化。

多晒太阳可提升体内维生素 D 的转化，促进钙吸收。此外，适当的户外运动、戒烟酒都有助于骨骼健康。

虾皮补钙要注意去咸味

虾皮含钙量很高，每 100 克中含近 1000 毫克钙，吃 25 克虾皮可以获得约 250 毫克钙。但是虾皮太咸，容易无意间摄入过多的盐，吃之前可以用温水泡 2 小时以上，再多次清洗后加入醋食用，以减少盐的摄入，加醋有利于钙的溶出。

喝骨头汤能补钙吗？

张晔答

骨头汤补钙很弱，骨头里面的钙溶解出来的较少。实验证明，在高压锅蒸煮 2 小时之后，骨髓里面的脂肪浮出水面，但汤里面的钙却很少。因此单纯靠喝骨头汤绝对达不到补钙的目的。经检测证明：骨头汤里的钙含量极低，更缺少具有促进钙吸收的维生素 D。除孕妇外，成年人、老年人不宜用骨头汤补钙。

主食吃全谷杂粮，会影响钙和铁的吸收吗？

张晔答

全谷、杂粮豆类中含有较高水平的植酸，不少人担心食用过多会影响钙、铁等的吸收，发生缺钙、贫血等不良问题。其实，在吃豆类食物的时候，提前浸泡一下就能降低植酸含量。制作全麦馒头、全麦面包、杂粮发糕等食物，也可以通过发酵处理去掉植酸，提高矿物质利用率。此外，全谷、杂粮豆类本身就比白米、白面所含的钙、镁、铁等元素多，即便吸收利用率稍低一些，总量仍然较高。

铁有利于预防缺铁性贫血

铁与缺铁性贫血密不可分

铁是人体不可缺少的营养素。体内的铁含量约 4.5 克，女性比男性略少，它是人体内含量最高的微量元素，几乎所有组织中都有。缺铁最显著的危害是贫血，但是铁摄入过量同样不可取。

铁在人体中的作用：能促进身体发育，增强机体对疾病的抵抗力；铁能调节组织呼吸，防止疲劳；铁能促进 B 族维生素代谢，还是血红蛋白、细胞色素等物质的重要组成成分，参与体内氧的运送和组织的呼吸过程。

铁推荐摄入量：男性 12 毫克 / 天；女性 20 毫克 / 天。

补铁首选动物性食物

铁元素分两种，血红素铁和非血红素铁。前者多存在于动物性食物中，后者多存在于蔬果和全麦食品中。单纯从吸收率上看，血红素铁更容易被人体吸收，补铁应该首选动物性食物，比如红肉中的瘦肉（如猪肉、牛肉、羊肉）、动物肝脏、动物血等。

植物性食物中铁的吸收率较低，还容易受到植酸、草酸等因素的干扰。因此补铁可以动物性食物为主，植物性食物为辅，桂圆、桑葚、绿色蔬菜、木耳、黑芝麻等也对预防贫血有一定益处。

在医生的指导下补充铁剂

确定为缺铁性贫血（血红蛋白浓度 <110 克 / 升）的人应在医生的指导下补充铁剂。在补铁后要定期进行血常规和体内铁含量（如血清铁或血清铁

蛋白）的检查，以便调整铁剂的量。

　　医生会根据贫血症状的轻重确认复查的间隔时间和次数，遵照医嘱执行即可。另外需要提醒的是，待血红蛋白指标恢复正常后，仍需继续补充铁剂至少 4 个月，这样是为了补足体内的铁储备。

吃多少红肉才能起到补铁作用？吃多了不消化怎么办？

（张晔答）

　　《中国居民膳食指南（2016）》推荐每天吃 40~75 克畜禽肉，但贫血的人群如果想补铁，每天吃 75~100 克红肉（包括动物内脏）是适宜的。这样既能补足蛋白质，又能补充 B 族维生素和血红素铁。要说明的是，这个量是纯瘦肉，不包括肥肉、皮、骨头的重量。对偏瘦、贫血明显的人来说，不用刻意限制肉类摄入量。

　　建议大家把肉分散到三餐里面吃，别在一餐当中全部吃掉。比如，中午吃点肉包子，晚上吃点炒肉丝。少量多次吃肉可以减轻消化系统的负担，也可提高蛋白质的利用率。考虑到有些肉类质地紧密，不容易嚼碎，消化能力差的人不妨把瘦肉、鸡心、鸭胗等剁碎，把排骨炖烂，这样更有助于消化。

红糖、红枣这些传统补血食品，真的能补血吗？

（张晔答）

　　红糖的确含一些非血红素铁，但含量有限，摄入量也有限，并不是补铁的主力。不过，如果是血糖达标的，那么用红糖比用白糖调味更有利，它至少可以提供一些微量元素。

　　红枣中的铁不是血红素铁，含量也不高，但吃炖煮的红枣有利于增加消化液，改善消化能力，同时它也含有帮助铁吸收的维生素 C，所以尽管不能代替血红素铁的作用，但对缺铁性贫血的人是有益无害的。实际上，凡是能帮助消化吸收的，都对预防和改善营养性贫血有益。

钾有利于调控血压水平

钠钾平衡，维持血压稳定、保护心脏

钾和钠总是被一同提起，它俩既是一对朋友也是一对冤家，钾主要在细胞内，钠主要分布在细胞外，钾与钠既相互拮抗又相互协同，二者的平衡对生命活动有重要意义。钠摄入过多是高血压的主要因素，提高钾的摄入能促进钠的排泄，帮助调控血压水平。体内钠积聚过多，会导致血容量增多，心脏负荷加重，容易诱发或加重心力衰竭症状。

钾在人体中的作用：与细胞外液的钠合作，调节渗透压；与细胞的新陈代谢有关，参与热量代谢，一定浓度的钾，可维持细胞内一些酶的活性；维持神经肌肉系统的正常功能，维持心肌正常功能。

钾推荐摄入量：每天 2000 毫克。

补钾好来源

大部分食物中都含有钾，比如谷类、豆类、蔬菜、水果、肉类、鱼类等。但以蔬菜，尤其是绿色叶菜，以及菌藻类、薯类、水果、豆类为最好。这是因为这些食物每日可以进食较大的量，而肉类、鱼类虽然也可以提供钾，却不适合多吃，否则有引发肥胖、"三高"等疾病的隐患。

常见食物中的钾含量（每100克可食部）

紫菜	黄豆	香菇	木耳	韭菜	油菜	香蕉
1796 毫克	1503 毫克	1155 毫克	757 毫克	247 毫克	210 毫克	208 毫克

镁有利于维护骨骼、肌肉和肠道健康

镁——抗压力矿物质

镁是著名的抗紧张矿物质，可作为天然的镇静剂，还可以有助于维生素C、B族维生素及钙的吸收。饮食中镁的摄入受多种因素影响，比如磷、草酸、植酸、膳食纤维等摄入过多都会引起镁的缺乏。

镁在人体中的作用：能促进心脏、血管健康，预防心脏病发作；防止钙在组织和血管壁中沉淀，防止产生肾结石、胆结石；促进骨骼的生成和骨再生，维持骨骼和牙齿的强度和密度；协助抵抗抑郁症，与钙并用，可作为天然的镇静剂。

镁推荐摄入量：每天330毫克。

多吃这些富含镁的食物

镁含量由高到低

- 大豆类与坚果类：黄豆、花生、腰果、核桃
- 谷薯类：粗粮面粉、黑豆、红豆、小米、玉米、大米、土豆
- 蔬菜类：苋菜、菠菜、油菜、白菜
- 鱼类：鱼虾鳕鱼、鲤鱼、草鱼
- 水果类：葡萄、香蕉、梨、苹果
- 菌藻类：干木耳、干海带、干紫菜、干蘑菇
- 畜禽肉类：牛肉、猪肉、鸡肉、鸭肉

维生素 A 有利于预防夜盲症

维生素 A 的作用

我们知道维生素 A 对视力有好处，它产生的"视紫质"可以让我们在黑暗中仍维持视力，预防夜盲症。同时，维生素 A 也有很多其他强大的功能，能帮助人体抵抗细菌、病毒的感染，保持口腔黏膜和肺部的湿润，维持骨骼的强健生长，还有助于保健皮肤，治疗痤疮。

维生素 A 又叫视黄醇，维生素 A 只存在于动物性食物中，而在绿色、黄色、红色的植物性食物中含有的 β - 胡萝卜素等类胡萝卜素可在体内转变成维生素 A，称为维生素 A 原，这也是获取维生素 A 的一个主要途径。玉米黄质、番茄红素等类胡萝卜素则不能转变成维生素 A。

维生素 A 在人体中的作用：维持正常视觉功能，预防夜盲症及视力减退；调节上皮组织的生长；维持骨骼正常生长发育；促进生长与生殖。

维生素 A 推荐摄入量：男性每天 800 微克；女性每天 700 微克。

哪些人需要特别注意补充维生素 A？

张晔答

维生素 A 的典型缺乏症就是夜盲症和眼干燥症，严重时可致失明。那些高频率长时间看电脑、手机、电视、iPad 的人群，会过度消耗人体的维生素 A，更容易导致缺乏，因此这类人群要特别注意补充。

维生素 A 的两个补充方案

方案一： 食用动物性食物

维生素 A 的最好来源是动物肝脏、猪肉、牛肉、羊肉、鸡蛋黄等。但是因为动物性食物中的胆固醇和脂肪含量相对较高，不宜多吃，所以，可以选择方案二进行补充。

常见动物性食物中的维生素 A 含量（每 100 克可食部含量）

羊肝	鸡肝	猪肝	鸡蛋	猪瘦肉
20972 微克	10414 微克	4972 微克	310 微克	44 微克

方案二： 食用富含胡萝卜素的食物

维生素 A 原的良好来源是富含 β - 胡萝卜素的黄绿色蔬菜和水果，如西蓝花、胡萝卜、红薯、茴香、荠菜、芒果等。

β - 胡萝卜素除了可以补充维生素 A 以外，还有抗氧化、抗癌的作用，可帮助降低胆固醇含量，减少心脏病的发生。蔬菜需要做熟吃，或和其他含有油脂的食物一起吃才可以更好地吸收胡萝卜素。

常见植物性食物中的胡萝卜素含量（每 100 克可食部含量）

西蓝花	胡萝卜	百里香	豌豆苗	茴香	小白菜
3510 微克	668 微克	3510 微克	2667 微克	2410 微克	1680 微克

膳食纤维有利于预防便秘

膳食纤维的作用

膳食纤维其实属于碳水化合物的一种，但营养学上通常将其单独介绍，称其为"第七大营养素"。它曾被认为是食物中的"废料"，但后来发现它在人体正常的生理代谢的过程中是必不可少的，而且对预防便秘、血脂异常、糖尿病、肥胖等都有好处。

膳食纤维在人体中的作用：保护肠道健康，防治便秘；预防癌症；预防心脑血管疾病；预防糖尿病；减肥。

膳食纤维推荐摄入量：每天 25 克。

一天要吃够 25 克膳食纤维

任何一种营养素的健康作用，都是要以适量为前提的，膳食纤维的摄入标准，中国营养学会推荐量是成人每天 25 克。

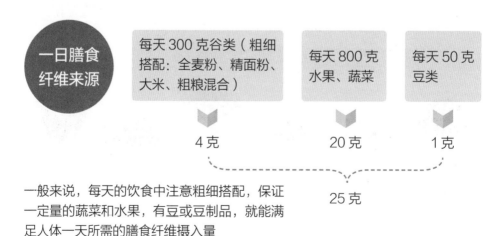

一般来说，每天的饮食中注意粗细搭配，保证一定量的蔬菜和水果，有豆或豆制品，就能满足人体一天所需的膳食纤维摄入量

膳食纤维有可溶性和不可溶性之分

膳食纤维根据水溶性的不同，分为可溶性和不可溶性膳食纤维两种。可溶性膳食纤维主要存在于水果和蔬菜中，如胡萝卜、柑橘、绿色蔬菜、魔芋、海带，尤其是橙子、橘子等柑橘类水果中含量较多。

不可溶性纤维主要存在于谷类、豆类食物中，如谷物的麸皮、全谷粒、坚果类、干豆等。

补充膳食纤维的 3 个具体方法

粗粮细粮搭配补充

精米、细面在加工处理时，会损失很多膳食纤维和 B 族维生素，大家日常饮食不要吃得过分精细，要粗细粮搭配食用。选择粗粮时，可多选择全谷类食物，如全麦、燕麦等。粗细粮搭配食用时，不需要将细粮全部换成粗粮，只要让粗粮的量占到主食总量的1/3 就行，比如煲一锅杂粮粥，加点杂豆；做面食的时候，在精面粉里掺点全麦粉。

经常吃点红薯、山药等薯类

这些食物含有丰富的 B 族维生素、维生素 C 等，且膳食纤维的含量也比较高。经常吃点薯类食物，在补充多种营养的同时，还可促进胃肠蠕动、控制体重、预防便秘。

每次摄入薯类的量宜在 50~100 克，并适当减少主食的摄入量，最好采用蒸、煮、烤的方式，这样营养素损失少。

每周吃 1~2 次菌藻类食物

海藻、菌菇类蔬菜中的膳食纤维含量较高，比如海带、木耳、香菇等，可以以周为单位，可以每周摄入1~2 次。

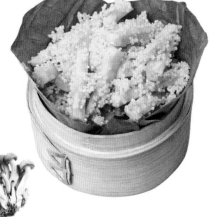

任何时候，
白开水都是最好的饮料

每天喝 1500~1700 毫升水，防便秘、防尿路感染

《中国居民膳食指南（2016）》建议每人每天饮水量要达到 1500~1700 毫升，正确喝水不仅能促进人体正常的新陈代谢，还能防治疾病。

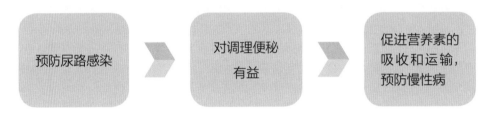

预防尿路感染 ➤ 对调理便秘有益 ➤ 促进营养素的吸收和运输，预防慢性病

怎么判断身体是否缺水

很多人以为感到口渴时就是该喝水的时候，其实身体缺水到一定程度时才会出现口渴的信号。轻微的缺水不会引起严重疾病，但会影响身体健康，如引起口干舌燥、便秘、皮肤缺乏弹性、心悸、头晕、疲惫等。同样的，当出现这些状况并有尿少、尿色深黄等现象时，也是提醒你身体处于缺水状态了。

白开水补水又好又简单

白开水不含任何防腐剂、糖、色素，是补水的极佳选择。饮水时间应分配在一天中的任何时刻，老年人、儿童喝水应该少量多次。水温以不凉不烫为宜。天冷时尤其不能喝过凉的水，以免刺激胃肠。

清晨起床后，可以在洗漱完、进食早餐前空腹喝 150~200 毫升白开水，可以促进正常的新陈代谢，补充细胞水分，降低血液黏稠度，促进血液循环。

但最好小口喝，喝得太快易引起头痛、恶心、呕吐等不适反应。

果蔬汁、汤粥、牛奶、豆浆，都是好"水源"

除了白开水以外，其他含水的食物也能为身体补水，但是这只是一种补充方式，日常补水还是要以白开水为主。

补水途径	补水要点
水果和部分蔬菜	一些汁水丰富的水果可补水，还能补充维生素、矿物质和果糖，比如梨、苹果等。蔬菜中的黄瓜、番茄等可以当水果直接食用，水分含量也很丰富，可作补水之选
汤	各种汤羹，比如白菜粉丝汤、银耳羹、雪梨羹、排骨汤、牛肉番茄汤等，既能补水又能补营养，只是在制作过程中要少加油、盐、糖
粥	小米粥、大米粥、红豆粥、薏米粥等各种各样的杂粮杂豆粥，都可以提供大量的水分，还含有蛋白质、B 族维生素等，尤其适合老年人和消化能力较差的人补充水分
牛奶和豆浆	牛奶和豆浆中的水分含量很高，还可以提供蛋白质、钙等营养成分，又能解饿。但是不能把牛奶和豆浆当水喝，否则容易摄入过多的脂肪，引发健康隐患
淡茶、花草茶	绿茶、红茶、普洱茶等，不仅可以补充水分，还可以提供儿茶素等抗氧化成分，对调节血脂、抗动脉硬化、美容润肤等大有裨益。但溃疡病患者、胃炎患者不宜饮用。饮用玫瑰花茶、菊花茶、桃花茶等，可以补水、抗氧化、降脂，前提是泡淡一点，不要放很多冰糖或蜂蜜，以免有增肥风险

功能强大的植物化学物家族

葡萄、番茄、南瓜等果蔬都有着赏心悦目的色彩，这些色彩的形成其实都来自植物化学物。植物化学物不是维持机体生长发育所需的营养物质，但对维护人体健康、调节生理功能和预防疾病发挥着重要的作用。

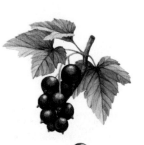

花青素——抗氧化效果超强

对身体的好处

- 一种非常强的抗氧化剂，能减少体内自由基，避免肌肤暗黄、松弛。
- 能改善循环系统，促进皮肤健康。
- 能抑制发炎与过敏，有慢性炎症者应多摄取。
- 能对抗辐射，预防近视。

这些果蔬中含量多

花青素主要来源于紫色和红色的果蔬，如樱桃、蔓越莓、蓝莓、葡萄、茄子、紫薯、紫甘蓝等。其中，蓝莓所含花青素的量最多，最具有营养价值。

叶黄素——排毒瘦身

对身体的好处

- 能清除血管中的自由基，加快新陈代谢，帮助身体和肌肤排毒，瘦身护肤。
- 保护视网膜，防止视网膜提早老化。

这些果蔬中含量多

叶黄素常见于绿色的果蔬中，如芥蓝、菠菜、芦笋、莴笋、猕猴桃等。

玉米黄素——缓解眼睛疲劳

对身体的好处

- 它有很好的亲水性，可进入眼部的视网膜和黄斑部，维持视力健康，让眼睛乌黑明亮。
- 预防假性近视，减缓眼部疲劳。

这些果蔬中含量多

玉米黄素可在玉米、柿子、南瓜、菠菜等橙色、绿色蔬菜中找到。

番茄红素——抗氧化

对身体的好处	这些果蔬中含量多
• 有抗氧化作用，能保护细胞，抗衰老，使皮肤保持白皙。 • 帮助预防男性前列腺癌，以及预防卵巢癌、肺癌、消化道癌和乳腺癌。 • 新鲜番茄经加热后才能从细胞壁中溶出番茄红素，若再加点橄榄油，吸收率更高。	番茄红素多出现于红色的果蔬中，如番茄（番茄红素最大的来源，又以煮熟的番茄中含量最多）、西瓜、红葡萄柚、血橙等。

儿茶素——祛斑、抗辐射

对身体的好处

• 能对抗氧化，提升免疫力；具有良好的抵抗辐射作用。
• 能抑制病菌，修复细胞。
• 能预防流行性感冒。
• 可帮助淡化和祛除黄褐斑，并具有一定的美容功效。

这些果蔬中含量多

苹果、蔓越莓、柿子等水果是儿茶素的重要来源。

黄酮类——清除体内自由基

对身体的好处

• 直接清除体内自由基，抗氧化，美白、抗菌、增强抗病力。
• 抗肿瘤，预防胃癌、结肠癌、肺癌等。
• 降低血清胆固醇浓度。
• 增加骨密度，预防骨质疏松症。

这些果蔬中含量多

柠檬、橘子、苹果、番茄、胡萝卜、洋葱等。

胡萝卜素——促进细胞再生

对身体的好处	这些果蔬中含量多
• 是维生素 A 的主要来源。 • 能维护表皮及黏膜的健康。 • 保护视网膜，能预防和改善夜盲症、干眼症。 • 促进细胞再生，美容防老化。	红、橘黄和深绿色的果蔬中，胡萝卜素含量较多，如胡萝卜、红椒、芒果、红薯、木瓜、菠菜、茼蒿、西蓝花等。

玩转营养密度，吃得更健康

健康的饮食强调的是均衡，是多种食物共同合作，构建一个健康的饮食结构。不要妖魔化任何一种食物，也没有任何一种食物能够满足人体所需的全部营养，科学的搭配能让食物之间取长补短。当然，这不等于说食物没有好坏之分，有的食物有益健康的成分比较多，可以预防某些疾病；有的食物不利于健康的成分比较多，经常食用可能引发某些疾病，因此在选择上要尽量选择"好食物"，其实就是指营养密度高的食物。

营养密度

营养密度是指单位热量的食物所含某种营养素的浓度，也就是说一口咬下去，能获得更多有益成分的，就是营养密度高的食物；相反，一口咬下去，吃到的是较高的热量、较多的油脂，就是营养密度低的。"三高"患者、肥胖人群、老年人、儿童，尤其要注重选择营养密度高的食物。

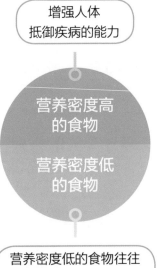

增强人体抵御疾病的能力

- 新鲜蔬菜
- 新鲜水果
- 粗粮、杂豆、薯类
- 鱼虾类食物

- 瘦肉、禽肉
- 奶及奶制品
- 大豆及豆制品

营养密度高的食物

营养密度低的食物

- 高糖高添加剂食物：方便面、起酥面包、蛋黄派、油条等
- 高盐食物：咸菜、榨菜、腐乳等

营养密度低的食物往往会招致肥胖、"三高"等慢性病

- 高脂肪食物：肥肉、猪皮、猪油、奶油、棕榈油、鱼子等，以及炸鸡翅、炸薯条等油炸食物
- 饮料：碳酸饮料、含糖饮料等

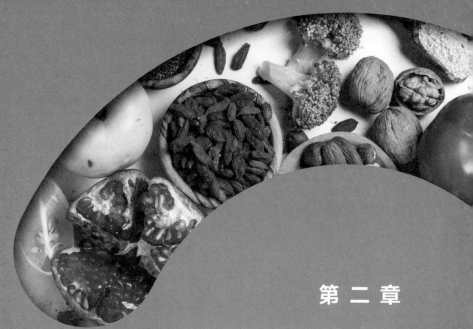

第 二 章

健康的膳食
从"四低"开始

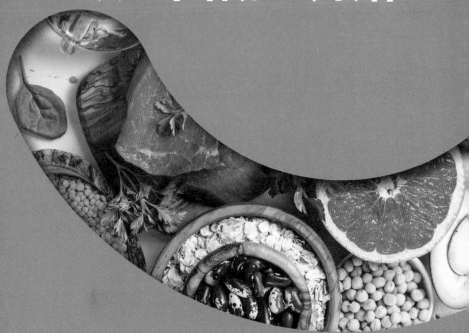

低油，严格控制数量、提高质量

健康食用油每天控制在 25~30 克

记住量，吃油才有谱

烹调用油可以为人体提供能量，促进脂溶性维生素如维生素 A、维生素 D、维生素 E 等的吸收，但是摄入过多血管容易被淤积的油脂等堵住，引起血脂异常、动脉硬化等心血管疾病，还会导致肥胖、脂肪肝、糖尿病等慢性病。《中国居民膳食指南（2016）》建议食用油每人每天摄入 25~30 克，这个量具体是多少呢？

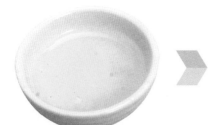

30 克油≈ 33 毫升
每天取用不超过 30 克的油，除去一些挂壁的，就达到 25~30 克的标准。

让食用油真正为健康所用，就需要在烹饪方式上花一些心思，同时要养成健康的吃油习惯。

变换油的种类，均衡摄入多种脂肪酸

因为各种食用油的脂肪酸构成比例不同，如大豆油亚油酸含量高，油酸含量低；玉米油亚油酸、油酸含量都比较丰富，但是亚麻酸含量少。如果一个家庭长期只吃玉米油，就可能会出现亚麻酸摄入不足，可能会引发高血压、糖尿病、免疫异常等疾病，所以应该经常变换食用油的种类以达到均衡摄入脂肪酸的效果。

交替使用不同种类的油

可以一次买三种小包装的油如花生油、玉米油、橄榄油，三餐内或一周内轮换使用。一批用完以后下一批再调换其他种类食用，如葵花籽油、大豆油、花生油。

食用调和油

超市里卖的调和油已经是按照比例调和好的，比较方便直接食用，但是要注意看配料表中主食材的比例，也可以自己动手制作调和油。

油烧七成热兼顾口味与营养

很多人炒菜习惯大火热油的"爆炒"，甚至颠勺时锅里还窜出火苗，可能这样炒出来的菜香味更浓，但是这种做法却在破坏食用油中的营养。

食用油中的不饱和脂肪酸和维生素 E 都不能耐受高油温，而且油在高温下还会产生过氧化物、苯并芘等不利于健康的物质。同时，食材中的蛋白质、脂肪高温下会产生致癌物质，且维生素 C 会流失。

因此，要想吃得健康就要学会掌控油温，油烧七成热炒菜会让味道与营养并存。如果是冷锅放油，油入锅后放葱花，待葱花周围冒出泡泡，葱花变色前下食材；如果是热锅放油，锅烧热开始冒烟，放入油，稍微搅动就可以下食材。

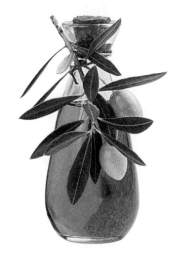

吃油要找窍门，减量不减香

选用不粘锅，从基础减少用油

每天不超过 30 克油说起来简单但是做起来难，一般炒菜想要达到色香味俱全一定少不了油，如果当天又吃了足量的坚果，还要再减少一点儿油，可能每道菜分几克油都不够润锅的，又想控油又想好吃就难上加难了。其实，用 25~30 克油做出色香味俱全的一日三餐并非难事。

首先准备一个不粘锅炒菜。有的时候炒肉菜，油放得少很容易粘锅，但是不粘锅的最大特点是锅的不粘涂层不爱吸油，放很少的油也不会粘锅，而且很少产生油烟。因此，从炒菜的起点就减少了用油。

善用调味品，增加肉香、减少用油

烹饪肉菜时，加油会让肉的口感更滑嫩、香味更浓郁，但是肉本身脂肪比较多，翻炒时会煸出一些油，再用食用油很容易一不小心就超量，所以可以充分调动调味品的力量来增加肉的香味，又不会额外增加食用油。

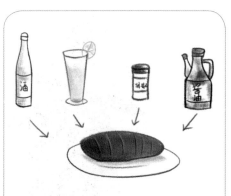

先在肉上划几刀，根据需要调配料汁（酒、柠檬汁、胡椒、酱油、水淀粉），浸在肉上，再做个"按摩"。这种加工方法特别适合脂肪含量低的鸡胸肉，会让肉的口感更滑嫩。

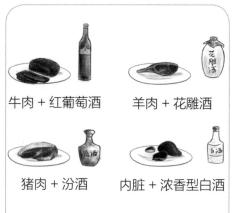

牛肉 + 红葡萄酒　　　羊肉 + 花雕酒

猪肉 + 汾酒　　　内脏 + 浓香型白酒

用酒调味肉菜可以帮助油脂溶解，除去肉的腥味，使肉香而不腻。

吸油的食材预先处理，减少用油

我们常说某种食材"爱吃油"，是因为这些食材需要比较多的油烹饪才能入味。最常见的是茄子，做红烧茄子或者地三鲜时，会将茄子先过一遍油炸一下，再炒，这样做出来的茄子才好吃，但是看着"油汪汪"的。这样的食材可以用微波炉预先处理一下，再炒时比较容易入味，也控制了用油。

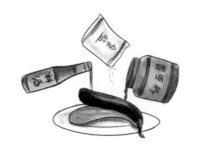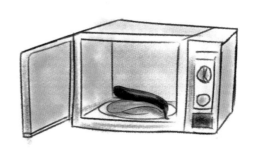

用料酒、盐、甜面酱将切好的茄子腌 10 分钟，
放入微波炉高火加热 3 分钟。因为腌制时已放
入了盐，再烹饪时酌情放盐或不放盐。

坚持用有刻度的油壶，养成低油习惯

掌握全家人一天的用油量，最好的方法是用带有刻度的油壶。按照一家三口人（成年人）每人每天 30 克的标准，全家人一天食用油的摄入量应该是 90 克，一周就是 630 克。把 630 克油放入油壶中坚持食用一周，中途不能添加油。如果这一周家里来客人，可在那一天酌情额外添加。

张晔说营养

做肉汤更要注意控油

炖肉汤、鸡汤的过程中要撇去凝固在表面的油脂；先煎一下鱼再熬汤，会呈现奶白色汤，但是煎完的鱼要用吸油纸吸掉鱼身上的油。

别再误解了！低脂≠不吃肉

低脂菜肴的制作技巧

《中国居民膳食指南（2016）》推荐用油量为 25~30 克，如果此时仍按照平常的烹饪方法去制作饮食，结果很可能会因烹饪油过量而使脂肪摄入量超标。事实上，少油或无油同样能做出美味的食物来，但必须掌握下列技巧。

选择含脂肪较少的食物

为了控制脂肪的摄入量，应尽量选择含脂肪较少的食物。如选用瘦肉代替肥肉或五花肉，选用低脂的鱼、兔肉代替猪、羊肉；适当地以豆制品代替动物肉类；许多蔬菜、菌藻类食物均是低脂食物，如白菜、萝卜、黄瓜、海带、蘑菇等。

用少油或无油的烹调方法来制作菜肴

在日常烹饪方法中，油煎、油炸、焗、红烧、爆炒等耗油较多；而汆、煨、炖、水煮、清蒸、水炒、涮、熏、泥烤、卤、拌等方法耗油较少，如凉拌海带、黄瓜等，只要把其他调料配好，不放油或仅滴几滴香油即可。

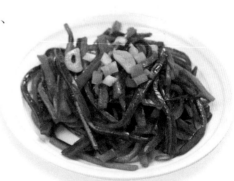

烹制前对食物预先做一些处理

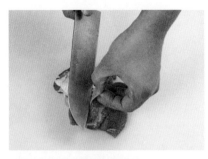

》 **方法 1**
剔除附在禽、畜肉上的脂肪。

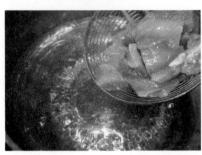

》 **方法 2**
将瘦肉放入沸水锅中煮一段时间，使肉中的不可见脂肪部分溶解出来，经去脂后的瘦肉可直接拌入调料食用（热拌），肉汤凉后放入冰箱中冷冻，等浮油凝结后去油，去油脂后的肉汤可用来做汤菜或面汤。

用低脂或无脂调料代替高脂调料

吃西餐时，常将黄油或奶酪涂抹在面包上，可用低盐番茄酱代替脂肪含量极高的黄油。也可使用低脂、低钠的香草替代其他含脂量较高的调味料。

使用微波炉烹饪食物

由于微波炉烹制食品与传统烹饪方法明显不同，即使不加烹饪油也能烹制出既营养又美味的食物来，故特别适宜烹制糖尿病患者的饮食或减肥者的饮食。

以水代油烹调法

以水代油烹饪法简称"水滑法"，它运用于副食烹调中，有助于降低菜肴制品的脂肪含量，减少营养素的损失，符合色、香、味俱全的要求。它的做法是：将加工成一定形状的主要原料，附加一些其他原料上浆后放入开水锅中余一下，加工成半成品。

警惕这些高脂肪食

沙拉酱

很多人喜欢吃沙拉，不可避免地就要吃沙拉酱，因为沙拉酱不甜腻，还好吃，很容易在不自觉中吃多，而沙拉酱的主要原料是沙拉油和蛋黄，所以沙拉酱 70% 都是脂肪。如果想要吃沙拉的话，可以按照以下方法做，以减少脂肪摄入：

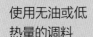 使用无油或低热量的调料 尽量把食材切成大块，因为如果把食材切小片处理的话，会增加食物表面积，增加沙拉酱用量 将生菜充分水洗，可以减少油脂的吸附，做出的沙拉味道清爽

面包和糕点

有些人喜欢以面包和糕点作为零食，这其中有很多隐性脂肪的存在。西式的面包和蛋糕是由黄油和鸡蛋制成的，而中式糕点是由食用油、大量糖和猪油制作的，所以大家要远离面包和糕点，如果非要吃，可以吃些全麦面包或无糖糕点，但也要适量。

各种馅料食品

各种食品的馅盛在盘子里面时，经常会看到凝固的食用油，这还只是看得到的一小部分；市面上出售的冷冻食品，大多用的是猪油；一些月饼和汤圆馅里面油的含量也不少。日常饮食中，最好别吃各种加猪油的馅料食品，如果要吃的话，可以在家里自己做一些低糖的馅料食品。

低盐不只是限制食盐，更要警惕隐形盐

长期吃盐过多危害身体健康

《中国居民膳食指南（2016）》建议每人每天食用盐量不超过 6 克，可是目前大部分人的盐摄入量严重超标。

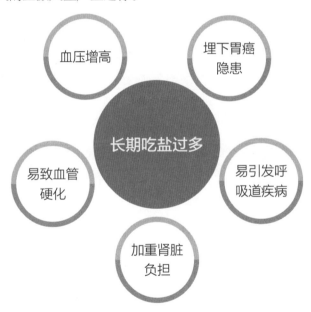

从"重"到"轻"阶梯式减盐

低盐饮食习惯并不是一日养成的，不要突然停止食盐的摄入，否则会破坏体内水分平衡，引发脱水，增加血液的黏度。尤其对于上了年纪的人来说，由于其自身水分调节能力的降低，血流量会降低得更多，因而易引发脑梗死。

因此，减盐可分阶段逐渐递减，假如最初盐的摄入量为 10 克，可逐渐递减为 8 克、6 克、5 克、4 克，这样有助于降低血压。

使用小盐勺，改善口味重的习惯

家庭烹调食物要用专用的"盐勺"，1勺盐大致是2克。每人每天3勺，每人每餐1勺即可。长期坚持使用专用"盐勺"，是可以把口味变淡的，但是这需要时间，慢慢形成习惯。

后放盐

烹饪时，不要先放盐，要在起锅前将盐撒在食物上。这样盐附着在食物的表面，能使人感觉到明显的咸味，又不至于过量。

用酸味代替咸味

刚开始低盐饮食时，如果觉得口味太淡，可在饮食中用醋、柠檬汁、番茄酱等调味，既可以减盐，又可以让味道更好。比如吃煎蛋的时候少放点盐，加点柠檬汁就很美味。

用咸味重的食物代替盐

酱油里边也隐藏着盐分，在使用的时候要注意用量，并相应减少食盐的用量。同理，烹饪中可以选择加入豆瓣酱、酱油来实现咸味的口感。这也是减少食盐摄入的一个好办法。

用味道重的调料来调味

在烹饪菜肴的时候，还可以充分利用孜然、胡椒粉等调味料来代替盐，或者适当加入蒜、葱、洋葱等口感较重的食物提味，这样可以掩盖一下菜品的清淡。

吃干货少喝汤

汤汁中的食盐含量较多，在食用汤类或炖煮的食物时，最好将底汤剩下只吃食材，这样能减少很多盐分的摄入。

吃米饭时少浇汤汁，汤汁容易渗入到米饭中，还应少吃咸菜、鱼罐头等佐餐调味料，可以搭配蔬菜等，以丰富米饭的口味。

学会食盐与钠的换算方法，警惕高钠食物和包装食品用盐

食盐量不仅是单纯吃盐的量，也包括了高钠食物、酱油和其他食物中所含有的盐。如果菜肴中使用了酱油等调料，应按比例减少食盐的用量。调味品包装袋上都会有营养成分表，其中明确标明了钠的含量。我们只需要学会钠与盐的换算方法，就能比较容易地掌握一天中盐的食用量了。

少吃高钠食物

有些食物本身含钠比较高，烹饪时就要少放盐或不放盐了，这类食物不管高血压与否都应该尽量少吃。

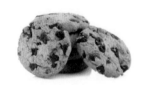

零食

饼干、爆米花等零食基本上是生活的标配，建议吃之前看下营养表。100 克的椒盐饼干约含有 1715 毫克的钠。

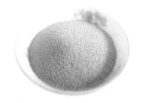

酵母

有点让人意想不到，酵母也变成高钠食物了，事实上 6 克酵母就含有 216 毫克钠。

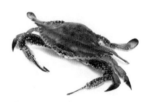

海蟹

一只阿拉斯加的帝王蟹腿，约含有 1436 毫克的钠。

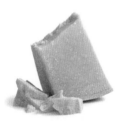

奶酪

各种各样的奶酪取平均值，100 克奶酪的含钠量约 1700 毫克。

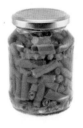

腌制食品

100 克的橄榄约含有 1556 毫克的钠。

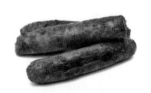

香肠、熏肉、咸肉

制作这些食物，盐是少不了的，一片 8 克熏肉约含 194 毫克钠。

警惕包装食品含盐量

方法1 如果成分表上钠的含量是以毫克（mg）标出的，换算成盐的计算公式为：钠（mg/100g）×2.5＝盐（mg/100g）

拿出一片面包称重约 25 克，之前已经计算出 100 克面包含盐 912.5 毫克，那么就能得出你吃了一片 25 克的面包，大约吃进去 228.13 毫克盐。

张晔说营养

购买食物要看食物标签

在购买食物的时候，一定要学会看包装食品的食物成分表，熟悉食物的营养成分，做出正确的食物选择。对于高血压患者来说，尤其要特别关注钠含量，选择钠含量低的食物。

营养成分表

每份食用量：30克

项目	每份	营养素参考值%
能量	662千焦	8%
蛋白质	1.7克	3%
脂肪	9.6克	16%
－饱和脂肪酸	4.8克	24%
碳水化合物	15.9克	5%
－糖	0.4克	
膳食纤维	1.0克	4%
钠	154毫克	8%

图中是某袋装全麦切片面包的营养成分表，可以看出每30克面包中钠含量为154 毫克，根据钠与盐的计算公式换算成盐，即 154（mg/100g）×2.5＝385（mg/100g）。也就是说，每 30 克此食品中就含 385 毫克的盐。

方法2 如果成分表上钠的含量是以毫摩尔（mmol）标出的，换算以毫克计算的盐的公式为：钠（mmol/100g）×58.5＝盐（mg/100g）

例：从某食品营养成分表中找到每 100 克食品的钠含量为 5 毫摩尔，换算成盐，即 5（mmol/100g）×58.5＝292.5（mg/100g），也就是说，每 100 克此食品中就含 292.5 毫克的盐。

低 GI，控制体重更健康

以低 GI 食物为主，辅以中 GI、高 GI 食物

生糖指数（Glycemic Index，简称 GI）是反映某种食物对血糖升高影响的指标。GI 值低的食物，被人体吸收的速率较慢，会使血糖缓慢地升高；而 GI 高的食物，可以被人体快速吸收，使血糖值迅速升高。

生糖指数越高，短时间糖分释放到血糖的浓度升得越快，当身体一时用不掉这些糖分，身体必须分泌胰岛素来降低血糖，并将糖分变为脂肪存起来。从这个角度说，生糖指数越高的食物，越容易堆积脂肪。而低 GI 食物饱腹感强，而且因其在肠胃中停留时间长、吸收率低而延迟饥饿感发生的时间，能帮助控制体重。

此外，高 GI 饮食容易长痘，还会造成脂溢性皮炎恶化，并且易衰老和产生皱纹。低 GI 饮食则相反，当患有脂溢性皮炎时，低 GI 饮食能改善这种情况。

高低 GI 食物的区别

	被人体吸收的速率	对血糖的影响	饱腹感	碳水化合物含量
低 GI 食物	慢	使血糖缓慢上升	高	低
高 GI 食物	快	使血糖快速上升	低	高

凡事具有两面性。虽然低 GI 食物有利于减脂，但如果每顿饭都选择低 GI 食物，也会对健康产生不利影响：低 GI 食物中通常含有大量的膳食纤维，身体摄入膳食纤维过量，会对肠胃和身体产生不利影响；低 GI 食物被人体吸收的速度较慢，相比高 GI 食物，不易被消化。肠胃功能较差的人，如长期食用低 GI 食物，会增加肠胃负担，损害健康。

实际上，日常饮食中，最好能以低 GI 食物为主，辅以适当比例的中、高 GI 食物，能更好地促进脂肪燃烧，减少热量摄入，保持身体健康。

食物 GI 数值表

食物 GI 分类	常见食物	
低 GI （GI≤55）	谷物	薏米、玉米、燕麦、藜麦、全麦面包、糙米、黑米
	豆类	鹰嘴豆、扁豆、四季豆、黄豆、豌豆、毛豆、黑豆、绿豆、红豆
	乳制品	牛奶、无糖酸奶
	蔬菜	生菜、菠菜、萝卜、洋葱、芦笋、芹菜、卷心菜、西蓝花、菜花、番茄、甜椒、蘑菇、海带、芝麻菜、山药、芋头
	水果	橙子、橘子、葡萄柚、柠檬、苹果、梨、桃子、李子、杏子、樱桃、蓝莓、黑莓、草莓、枣子、柚子、芒果、牛油果
	坚果	花生、杏仁、核桃
中 GI （GI：56~69）	谷物	乌冬面、小米、米粉、荞麦面、红米、古斯古斯面、爆米花
	蔬菜	红薯、土豆、南瓜
	水果	葡萄、香蕉、菠萝、木瓜、芭蕉
	其他	蔗糖
高 GI （GI≥70）	谷物	白面条、年糕、糯米、精白米、白面包、馒头
	水果	西瓜、荔枝、龙眼
	其他	葡萄糖、麦芽糖、蜂蜜、某些功能性饮料
参考	国际生糖指数（GI）和血糖负荷（GL）数值表（修订版），2008	

注：中 GI 食物是特性介于低 GI 食物和高 GI 食物之间的食物。相比低 GI 食物，中 GI 食物更适合肠胃功能较差的人群食用，也可与低 GI 食物混合食用。

张晔说营养

饮食时应综合考虑加工方法和食用技巧

日常饮食中，除了考虑食物的 GI 值外，还应注意其加工方法和食用技巧。食物的加工方法不一样，血糖的生成指数也不一样，比如土豆泥就比炖土豆块、炒土豆丝的血糖生成指数高。吃饭时，通常都建议趁热吃，但其实谷物趁热吃的时候，血糖生成指数相对比较高，稍微凉一下再吃血糖生成指数就低一些。

粗粮不细作，GI 值不升高

从食物血糖生成指数的概念出发，控制粮食碾磨的精细程度很关键。把粗粮研磨成粉、粉碎成小粒、压成泥、熬成软烂的粥，这就是所谓的粗粮细作。粗粮细作后，对血糖的影响很大，而较大颗粒的粗粮需经咀嚼和胃的机械磨碎过程，延长了消化和吸收的时间，血糖反应呈现缓慢、温和的形式。

精华流失的"粗粮细作"

粗粮包括谷类中的玉米、小米、紫米、燕麦、高粱、荞麦、麦麸以及各种豆类，如黄豆、青豆、赤小豆、绿豆等。

粗粮的特点是碳水化合物含量比精白面粉要低，膳食纤维含量较多，并且富含 B 族维生素。粗粮可以增加胃肠蠕动并吸收水分，延缓血糖升高，并且可以增加饱腹感，有利于控制体重，保持健康。然而，各类粗杂粮在经过去皮、磨粉、过罗，添加饱和脂肪酸过多的动物油脂、糖甚至色素，再经过蒸煮甚至油炸之后，营养功效大打折扣。比如，不可溶性膳食纤维（可溶性和不可溶性膳食纤维对延缓餐后的血糖升高均有效）主要存在于谷物的表皮中。

粗粮制作尽量粗糙一些

越精细的食物升糖指数越高。比如说大米的 GI 值高于糙米，而面粉的 GI 值高于燕麦。所以，在食物第一道加工工序已经精细化的前提下，食物进入家庭中再加工时，尽量粗糙一些很有必要。一是通过咀嚼延长消化和吸收的时间，使血糖反应缓慢、温和；二是促进肠道内酶的分泌。

日常饮食中，要多选用复合碳水化合物和粗粮，尤其是富含高纤维的全谷物（全麦粉、燕麦、糙米、大麦、玉米、荞麦和小米等）。以面包为例，白面包的血糖生成指数为 70，但掺入 75%~80% 大麦粒的面包的 GI 值则为 34，所以，提倡用粗制粉或碎谷粒制成的面包代替精白面包。

吃整不吃碎，降 GI 值

越"碎"的食物升糖指数越高，比如大米煮成粥，米变碎了，GI 自然就升高了。甚至有的人把米打碎再熬粥，这样 GI 值就会更高，糖尿病患者肯定是不能这么喝的。所以，大家最好吃整不吃碎，准备饭菜以简单为好。

薯类不要切得太小

一般的薯类不要切得太小或碾成泥状、糊状，避免消化吸收快而导致血糖升高太快。

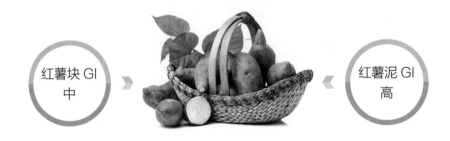

红薯块 GI 中 ＞ ＜ 红薯泥 GI 高

蔬菜能不切就不切

蔬菜能不切的就不切，即使要切，也不要切得太小。最好食用时多嚼几下，让肠道多运动，这对血糖控制有利。

豆类能整粒吃就不要磨

豆子能不磨就不磨。黄豆、豌豆等能整粒吃就不要磨碎。食物的软硬、生熟、稀稠、颗粒大小等，对血糖都会有影响。这样的"粗制"食物，一方面可以降低血糖生成指数；另一方面，可以迫使人们吃饭时多嚼几下，避免进食太快引起餐后血糖突然升高。

处理水果越简单越好

糖尿病患者最好吃新鲜完整的水果，瓜果能不切的就不切，即使要切，也不要切得太小，也不要将水果打成果汁饮用（与完整水果相比，果汁会使血液中的血糖与胰岛素浓度改变较快，且幅度较大，所以，喝果汁血糖波动大）。另外，水果能不去皮的尽量洗净不去皮，要知道，带皮苹果的膳食纤维含量远高于削皮的苹果。

蔬果吃生不吃熟，GI 值更低

食物的生熟程度也会影响血糖指数，一般来说，成熟的水果或蔬菜中糖的含量高于没有成熟的水果或蔬菜，因此，生食物的血糖指数相对比熟食物低。蔬菜能焯一下就吃的不要长时间煮，能生吃的不熟吃。另外，挑选水果时，最好不要选择那些熟透的甚至有酒精发酵味道的水果。

生吃蔬菜降糖好

生吃是食用蔬菜的最好方式。生吃的方法包括直接洗洗就吃，或将新鲜蔬菜凉拌。生吃一方面可以减少蔬菜中维生素的损失，另一方面生吃未经烹饪的蔬菜可以减少油脂、盐分的摄入。可以直接生食的蔬菜包括白萝卜、胡萝卜、番茄、黄瓜、柿子椒、大白菜心等。

最好选择无公害的绿色蔬菜或有机蔬菜。在生吃蔬菜时，必须经过消毒处理。凉拌蔬菜时，加上醋、蒜和姜末，既能调味，又能杀菌。另外，蔬菜焯水时加点盐，可减少蔬菜中营养物质的损失。蔬菜焯水后若不立即烹调，应拌点熟油。

水果要"青"和"生"

吃水果时最好挑偏"青"点的、"生"点的、没熟透的，这样的水果口感也还不错，但含糖量低，有利于血糖控制。

水果酸度越高，对血糖的影响越小，可以吃些"青"点的李子、橘子等。再以香蕉为例，生香蕉的血糖指数就比熟香蕉低。所以，大家在挑选水果时，最好不要选择那些熟透的水果，也不要煮熟了或者榨汁喝。

张晔说营养

三类蔬菜不宜生食

1. 富含淀粉的蔬菜（如土豆、山药、芋头等）必须熟吃，不然淀粉粒不破裂，人体无法消化。
2. 含有抗胰蛋白酶等有害因子的豆类，如毛豆、四季豆、豇豆、芸豆等，烧熟煮透后，才可以放心食用。
3. 塌地生长的绿叶菜。这类蔬菜在常规栽培条件下，往往要泼浇人畜粪尿和农药，易被污染，且用清水不易洗干净。当然，这些蔬菜如果在无土栽培条件下生产，也可以放心生吃。

最好的健康就是回家吃饭，享受食物和亲情

随着生活节奏的加快，在外解决吃饭问题的人越来越多，家里的厨房似乎成了一种摆设。

吃饭靠餐馆等于把健康交了出去

与家庭自制食物相比，餐馆中的食物往往含有更多的油、盐，而人们点餐的时候也总是瞄准肉类，蔬菜水果的摄入量严重不足。加上很多人在外就餐会少吃主食，使得粗粮、薯类、豆类摄入量更是不足。

在外就餐，人们常常管不住嘴，吃得过量，就餐时间也没有规律，时间长了，会给身体带来脂肪过量、蛋白质过多等问题。现代人高发的糖尿病、血脂异常、痛风等代谢性疾病都和饮食不健康有很大关系。

在家吃饭，吃到健康食物的概率大

在家做饭可以自己挑选新鲜应季的食材，合理使用油、盐、醋、酱油等调味料，实现"低油少盐"的健康需求，烹调方式上少煎炸，多蒸、炖、煮等。全家一起吃饭，还能在兼顾家人口味的同时更好地实现食物多样化。家庭餐桌上，更容易控制进食量，还能减少食物浪费。一周21餐，请至少留15餐回家陪家人吃饭。

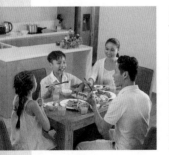

张晔说营养

在家吃饭，享受亲情

全家人一起进餐，营养丰富、干净卫生，还能享受亲情，让吃饭变成一件快乐的事，所以为了健康，请减少在外就餐，投入时间和精力学习烹调技能，自己购买安全的食物原料，制作健康而均衡的餐食。

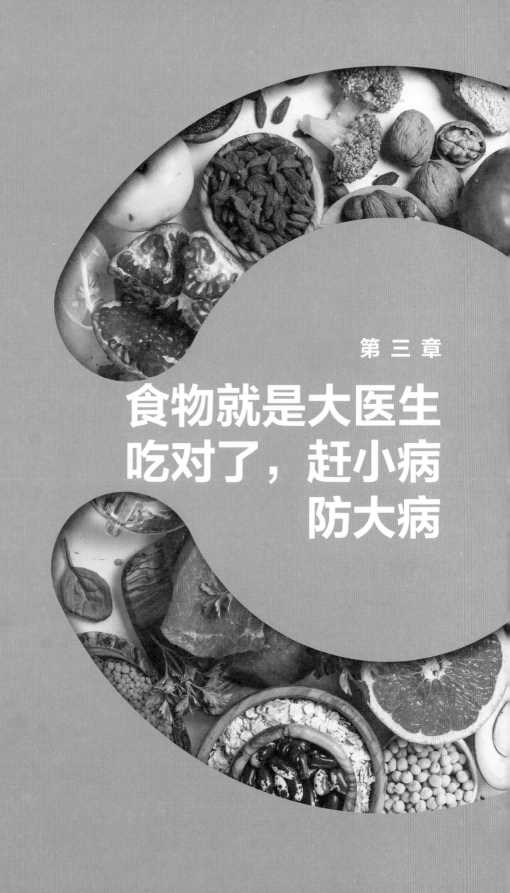

第 三 章

食物就是大医生
吃对了，赶小病
防大病

全谷物、薯类和杂豆，降脂降糖控体重

一图读懂：250~400克主食有多少

75克馒头（50克面粉）

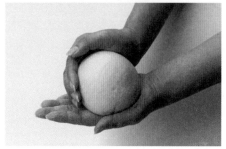

一个手掌可以托住，五指可以抓起的馒头，约150克

125克米饭（50克大米）

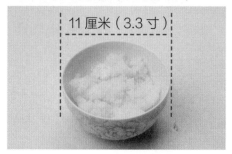

11厘米（3.3寸）

11厘米（3.3寸）碗口半碗米饭，约125克

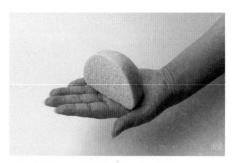

1/2个馒头≈75克

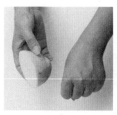

成人拳头大小的土豆≈100克

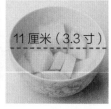

11厘米（3.3寸）

生土豆去皮切块后，标准碗大半碗≈100克

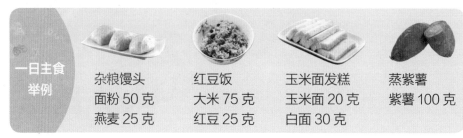

| 一日主食举例 | 杂粮馒头
面粉50克
燕麦25克 | 红豆饭
大米75克
红豆25克 | 玉米面发糕
玉米面20克
白面30克 | 蒸紫薯
紫薯100克 |

注：分量为生重。

全谷物、薯类和杂豆有什么营养

大脑和人体最直接
的热量来源

抗氧化、
延缓衰老

降脂、减肥、防
癌、润肠通便

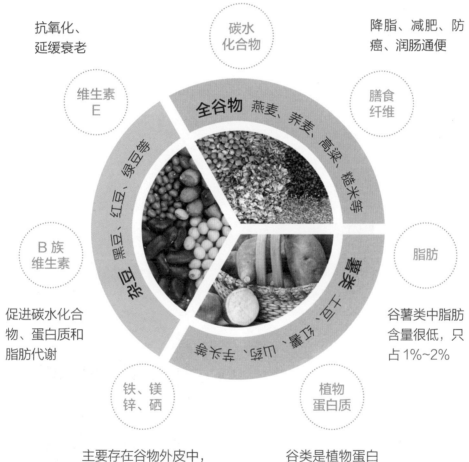

碳水
化合物

维生素
E

膳食
纤维

B族
维生素

脂肪

促进碳水化合
物、蛋白质和
脂肪代谢

谷薯类中脂肪
含量很低，只
占 1%~2%

铁、镁
锌、硒

植物
蛋白质

主要存在谷物外皮中，
有利于防止贫血、构
建骨骼、抗氧化

谷类是植物蛋白
质的主要来源

粗粮、杂豆融入三餐，不胖不便秘

在谷类的选择上，营养学家提倡粗细搭配。粗粮的营养丰富，它们保留了谷物中更多的膳食纤维、B 族维生素和矿物质，发胖的风险非常小，有利于预防肠癌、便秘、糖尿病、心脏病、高脂血症等疾病。

平时在制作米饭或粥的时候，可以加把豆子，比如红豆、绿豆、芸豆、豌豆、蚕豆，还可以加入粗粮，比如糙米、大麦、玉米碎、燕麦等，这样一来，热量会比白米饭低许多，还能增加饱腹感。

爱吃面食的人，可在精白面粉中加些玉米面、黄豆粉、紫薯粉等。粗粮尽管有很多好处，但是也不要走极端，只吃粗粮放弃细粮也是不行的，粗细结合才是最好的。另外，脾胃虚弱者、消化不良的人，不宜多吃粗粮，以免增加消化负担。

有些杂豆食物，如花豆、芸豆、绿豆、毛豆等，可做成可口菜肴，如将芸豆、花豆、红豆、毛豆煮松软后，适当调味后可制成美味凉菜，绿豆或红豆泡胀冒芽可以炒菜。

张晔说营养

巧妙运用现代炊具

习惯吃精米精面细软口感的人，在吃全谷物的初期会觉得入口粗糙、很不适应。这时候，就需要发挥现代厨房炊具的作用来改善口感了，如用电蒸锅蒸玉米棒、杂粮馒头、红薯，用电饭煲、电压力锅等来烹煮八宝粥，用豆浆机制作五谷豆浆或全谷物米糊等，都能使其口感柔软，接受度高。此外，还可以加入芝麻粉、葡萄干和大枣等，能改善全谷物食物的口感。

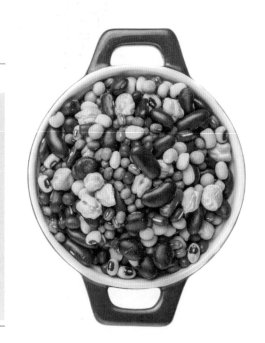

薯类代替精米面，防肥胖、防便秘、控血糖

薯类包括土豆、红薯、山药、芋头等，虽然淀粉含量比普通蔬菜高了一些，却是低脂肪、高膳食纤维食物，饱腹感特别强，相比精白米面可以润肠通便，还能防止肥胖。

同样吃到饱，土豆的淀粉比米饭少，更有利于控制血糖

土豆等薯类的饱腹感比米饭、馒头强，也就是说同样吃到饱，吃土豆获取的淀粉要比吃米饭得到的淀粉少，对血糖的影响自然也小，因此，在总热量不变的前提下，主食适当用土豆等薯类代替精白米面更有利于控血糖。

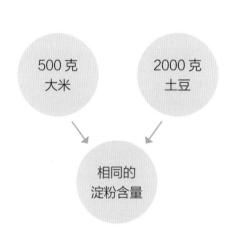

张晔说营养

土豆中的抗性淀粉

土豆饱腹感强，并且富含抗性淀粉，吸收和进入血液的速度很慢，可延缓餐后血糖升高、控制体重。抗性淀粉在生土豆中含量很高，做熟后大幅降低，而熟土豆稍微放凉后抗性淀粉的量又有所提升，因此吃土豆时放至微凉效果最好。

用薯类替代一部分白米白面，还能增加钾、维生素 B_1 和维生素 C 的摄入，对于控制血压有极大好处。此外，薯类还普遍含有抗氧化成分，比如紫薯含花青素，山药和红薯等膳食纤维含量高，可预防便秘、肠癌。

薯类的低热量吃法是蒸、煮、烤

要想真正发挥薯类的优势，应该把它们当主食吃，就是不加油、盐、糖，不油炸，采用蒸、煮、烤等方式，比如烤红薯、蒸土豆等。同时，进食此类食物后要相应减少米面等主食的摄入量，以平衡总热量。

营养含量（每100克）	
热量	347 千卡
蛋白质	7.4 克
脂肪	0.8 克
碳水化合物	77.9 克

大米

推荐量 50 克/天

滋补强身，预防动脉硬化

功效 | 滋补强身 | 健脾和胃 | 补中益气

选购妙招

大米的硬度主要是由蛋白质决定的，一般情况下，新鲜的大米硬度要比陈大米的硬度要强，而且透明度也比陈大米要好。

保存方法

大米储存在阴凉、干燥、通风较好的环境中，可降低大米油脂氧化的速度，同时防止米虫的滋生。

健康吃法

❶ 做大米粥时，不要放碱，否则会破坏大米中的维生素 B_1。同样，为避免维生素流失，做米饭时要"蒸"而不要"捞"。

❷ 煮米饭的时候，在煮米的水中加少量醋或柠檬汁，可使煮出来的米饭更洁白、松软。

❸ 米饭做好后，盛出前最好先将其打散，可使米粒受热更均匀，蒸发掉多余水汽，口感更好。

❹ 煮大米饭时可以适量加点粗杂粮，食物多样化，以均衡营养。

张晔说营养

粥油是补益填精的上品

做大米粥时，上面有一层浓滑如膏的稀黏之物，这是米油，也称粥油，是补益填精的上品，病人、产妇、老人及体弱者最宜食用。如单取此米油，加上少许食盐，空腹服下，效果更佳。

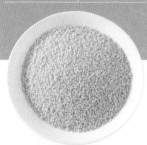

营养含量（每100克）	
热量	361 千卡
蛋白质	9.0 克
脂肪	3.1 克
碳水化合物	75.1 克

小米

推荐量 **50**克/天

养胃，滋阴养肾气

功效 | 安神助眠 | 滋阴养血 | 健脾和胃 | 补益虚损

选购妙招

优质小米应米粒大小、颜色均匀，呈乳白色、黄色或金黄色，有光泽，很少有碎米，无虫，无杂质。

保存方法

通常将小米放在阴凉、干燥、通风较好的地方。储藏前水分过大时，不能曝晒，可阴干。储藏后若发现吸湿脱糠、发热，要及时通风过筛，除糠降温，以防霉变。

健康吃法

① 小米含赖氨酸较少，不宜长期作为主食，最好和大米、肉类、蔬菜同食，这样不仅可以提供更全面的氨基酸种类，还可以降低小米的血糖生成指数。

② 淘洗小米时不要用手搓，也不要长时间浸泡或用热水淘米，以避免水溶性维生素的流失。

③ 小米可以磨成粉搭配小麦粉等，用于制作各种饼、杂粮馒头等。

④ 小米熬粥时，应该等水沸腾后再加入小米，这样煮出来的小米粥才会黏稠，更有利于营养吸收。

张晔说营养

小米熬粥可调节产后虚损

小米粥有"代参汤"的美称，小米能开肠胃，补虚损，益丹田。我国北方许多妇女在生育后，都有用小米粥加红糖来调养身体的传统，可调养产后虚损引起的乏力倦怠，饮食不香等症状。煮小米粥搭配鸡蛋吃，可提高蛋白质的吸收率。

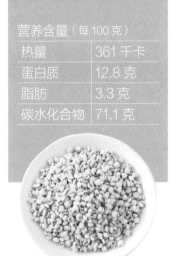

营养含量（每100克）	
热量	361千卡
蛋白质	12.8克
脂肪	3.3克
碳水化合物	71.1克

薏米

推荐量 50克/天

去湿气效果好

功效 | 降低血脂 | 去湿消肿 | 防癌抗癌 | 祛斑美肤

选购妙招

购买薏米，应该选择质硬、有光泽，颗粒饱满，呈白色或黄白色，捏一下感觉很坚实的。

保存方法

薏米应储存在干燥、通风、凉爽的地方，如果家里有北阳台，是储存薏米较为合适的地方。

健康吃法

❶ 薏米和红豆可按1:1的比例煮成薏米红豆汤，有利于去湿除风，还能辅助治疗湿疹。

❷ 薏米性偏寒，做饭时，可加点大米、黑米、紫米、糙米等五谷，既可养胃，又能控血糖。

❸ 将薏米提前泡软，放入水中，用大火煮熟即可，不要小火熬煮，这样可以降低糊化程度，减少食用后血糖上升的速度。

张晔说营养

薏米大枣粥有美容养颜的功效

薏米中含有一种薏苡素可以抑制横纹肌的产生，是天然的养颜去皱佳品。由脾胃两虚而导致颜面多皱、面色晦暗的人，建议用薏米与山药、大枣、小米一起煮粥喝，或者将薏米炒熟后研末冲服。

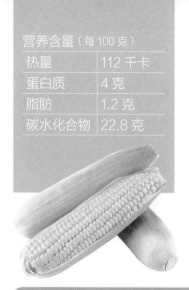

营养含量（每100克）	
热量	112 千卡
蛋白质	4 克
脂肪	1.2 克
碳水化合物	22.8 克

玉米

推荐量 **70** 克／天

降压利尿，预防便秘

功效 ｜ 益肺宁心 ｜ 健胃通便 ｜ 延缓衰老 ｜ 利尿止血

选购妙招

看一个玉米新不新鲜，我们可以看裸露在玉米皮外的玉米须，一般玉米须如果是干燥的，没有蔫蔫的感觉，这种玉米往往比较新鲜。另外，玉米须颜色泛白的，一般水分流失少，口感会更甜一点。

保存方法

生玉米棒可剥去外皮，只留两三层内皮，装入保鲜袋放冰箱冷冻。冷冻后的鲜玉米煮制时不必解冻，直接入锅煮即可。

健康吃法

① 玉米胚芽含有丰富的物质，可增强人体新陈代谢，使皮肤光滑细嫩，所以吃玉米的时候一定不要舍弃胚芽。不浪费玉米胚芽的方法：剥玉米时，如果用菜刀来削，根部的胚芽不容易被削下来，很容易造成浪费。可以将玉米先切成小段，将竖着的两排玉米粒先剥下来，然后用大拇指斜着将每一排玉米粒剥下来。

② 玉米棒也富含营养，可以做成汤底，或者在蒸米饭的时候放入玉米棒，能增加营养、改善口感。

③ 血糖控制不好的人应选择含膳食纤维较多的老玉米，尽量少吃含糖量高的甜玉米和支链淀粉含量高、食用后升高血糖速度快的糯玉米。

张晔说营养

玉米须利水消肿还降糖

玉米须又称"龙须"，它富含丰富的维生素，它能利水消肿、泄热、平肝利胆。玉米须也正因其有利水的作用，还可促进机体内钠的排出，有助于降血压。直接把留着须的玉米放进锅内煮，熟后把汤水倒出饮用，可在一定程度上预防高血压。

小麦

推荐量 50 克/天

健脾益肾，养心安神

功效 | 养心安神 | 预防便秘 | 防治脚气

选购妙招

在选择面粉时要根据不同的用途选择相应品种的面粉。制作面条、馒头、饺子时，要选择面筋含量较高、有一定延展性、色泽好的面粉；制作糕点、饼干则选用面筋含量较低的面粉。

保存方法

面粉应保存在避光通风、阴凉干燥处，潮湿和高温都会使面粉变质，面粉在适当的贮藏条件下可保存一年，保存不当会出现变质、生虫等现象。在面袋中放入花椒包可防止生虫。

健康吃法

❶ 在吃小麦粉做成的主食时，可以适量的加点玉米、燕麦、荞麦等杂粮，这样膳食营养更全面。

❷ 在用小麦粉做馒头时，可将蒸锅内放好冷水后，然后将生馒头上屉。在整个加热过程中，馒头和冷水的温度是同步上升的，有利于馒头均匀受热，蒸出馒头又白又大，即使和面时发酵时间欠佳，成品外形也可得到极大改善。

❸ 发面时不宜用小苏打，小苏打会严重破坏面粉中的 B 族维生素，所以发面时宜用酵母，酵母不仅让面食味道好，还提高了其营养价值。

张晔说营养

小麦胚芽营养价值高

小麦胚芽是小麦最有营养的部分，含丰富的维生素 E、维生素 B_1 及蛋白质等。而且小麦胚芽营养均衡，半杯小麦胚芽胜过 4 个鸡蛋的蛋白质成分。我们平时煮粥、做米饭以及制作面包、馒头等可以放些小麦胚芽，也可以用温水或牛奶冲饮。

营养含量（每100克，燕麦片）	
热量	377 千卡
蛋白质	15 克
脂肪	6.7 克
碳水化合物	66.9 克

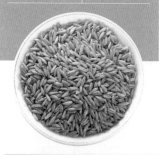

燕麦

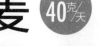

推荐量
40克/天

消食减肥，饱腹感强

功效 | 降脂降压 | 消食减肥 | 美容养颜

选购妙招

燕麦：以色泽暗黄，干净无杂质，整体颗粒均匀，散发清香气味者为佳。

燕麦片：以不加过多添加剂的燕麦片最为理想。

保存方法

打开包装的燕麦或燕麦片最好保存在冰箱里，或者用密封盒装好，放在低温干燥的地方。

健康吃法

❶ 可以将燕麦麸皮掺到白面中烙饼或做馒头。燕麦麸皮中的膳食纤维可增加肠道胆汁酸的排泄，降低血液中胆固醇的含量。

❷ 燕麦富含膳食纤维，有控血糖、降压的功效，将其打成粉做面条、烙饼、馒头等，营养素流失少。

❸ 纯燕麦片是用燕麦粒直接压制而成，有的"麦片"或"燕麦片"则是多种谷物混合而成，不仅所含燕麦成分少，有的还加入麦芽糊精和砂糖，食用这种"麦片"会提高血糖上升速度。所以在购买时一定要看清配料表。

❹ 燕麦煮饭口感不好，很少用其单独煮饭。一般在煮米饭时加点燕麦粒，和大米按比例蒸煮，既有营养，又改善了口感。

张晔说营养

红枣燕麦粥，美容养颜又减肥

燕麦含有维生素E、不饱和脂肪酸等，可以保持皮肤弹性和光泽，还能抗氧化，淡化色斑，保持肌肤白皙。每天早餐吃一碗燕麦粥，偶尔再加点黑芝麻、红枣调饮，既方便省事，又润肠通便，不仅可以减肥，还能改善皮肤色泽。

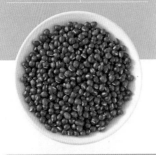

营养含量（每100克）	
热量	324 千卡
蛋白质	20.2 克
脂肪	0.6 克
碳水化合物	63.4 克

红豆

推荐量 40克/天

补血养心，利水通便排毒

功效 | 补血养颜 | 利水消肿

选购妙招

优质的红豆表皮光滑圆润，颗粒大小均匀，颜色鲜红或暗红；如果颜色变黑就代表放置太久，也有可能是因为受潮而变质，不建议选购。

保存方法

红豆长期保存可先浸泡，红豆在开水中浸泡十几分钟后，捞出晒干，储存在密闭、干燥容器中，可长时间不变质、不生虫。

健康吃法

① 宜与杂粮等做成粥，红豆可和薏米、黑米、小米、玉米、糯米、莲子、花生等做成粥食用，将上述 8 种食材混合，一起煮粥即为八宝粥，或者单独与其中一两种熬粥，口味也很好。

② 红豆中含有胀气因子，容易在肠道产气，使人有胀气的感觉。在煮红豆时加少许盐，有助于缓解胀气。

③ 红豆洗净，放入沸水中，再次烧开，继续煮 3~5 分钟关火，浸泡 30 分钟后再次开火，再煮 10 分钟左右就可以煮烂了。这种方式煮熟的红豆，营养损失少而且比较节省燃气。当然，用高压锅也可以，煮烂的速度更快。

张晔说营养

红豆鲫鱼汤可去水肿

红豆中含有一种皂苷类物质能促进通便及排尿。鲫鱼含有优质蛋白，能使血浆蛋白含量增加，改善血浆渗透压。二者做成汤可利水除湿，既补充了蛋白质，又起到了间接利尿的作用，对妊娠水肿有较好的辅助治疗作用。

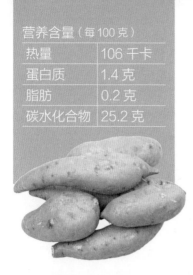

营养含量（每100克）	
热量	106 千卡
蛋白质	1.4 克
脂肪	0.2 克
碳水化合物	25.2 克

红薯

推荐量
60克／天

预防和改善便秘

功效 | 通便排毒 | 防癌抗癌 | 减肥瘦身 | 益寿养颜

选购妙招

选购红薯要选择长条形的，红心的比较甜，白心的比较面，可以根据个人喜好进行选择。

保存方法

红薯用纸包裹置于阴凉通风处，可以保存两三个星期不黑心，但是最好经常摊开晾一晾。也可以将红薯用纸包好后放在冰箱冷藏，这样红薯保存时间会更长，而且不易发芽。

健康吃法

❶ 红薯宜蒸食或煮食，这样其功效能得到最大限度地发挥。一定要将红薯蒸熟煮透，因为高温能破坏红薯中的氧化酶，缓解食后出现的腹胀、胃灼热、打嗝、反胃等不适感。

❷ 红薯与土豆都是富含淀粉的食物，土豆的很多做法也适合红薯，如清炒红薯丝、红薯蒸饭等。红薯淀粉含量较高，食用时应适当减少米面等主食的摄入量。

❸ 红薯可作为零食，如生或熟红薯干，但是不宜多吃油炸薯条和油炸薯片。

❹ 红薯皮中含有抗氧化的多酚和维生素 C，因此推荐带皮一起吃。但红薯皮不易消化，消化不良者可去皮再吃。

张晔说营养

红薯叶、藤都能吃

红薯叶是红薯成熟后，地上秧茎顶端的嫩叶，在南方四季可采收，有清热凉血、控糖等保健功效。红薯叶的吃法很简单，大火快炒即可。红薯藤保健作用也很强，将其嫩尖炒着吃就很香。如果红薯藤比较老，可以将外面的一层皮撕掉，将里面的秆掐成段，用辣椒和花椒炒着吃，味道很好。

食物就是大医生 吃对了，赶小病防大病

71

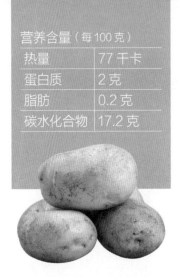

营养含量（每100克）	
热量	77 千卡
蛋白质	2 克
脂肪	0.2 克
碳水化合物	17.2 克

土豆

推荐量 60 克/天

和中养胃，健脾利湿

功效 | 健脾养胃 | 宽肠通便

选购妙招

我们可以选择外皮暗黄，表皮光洁，内色呈淡黄色，芽眼较浅的土豆，这样的土豆淀粉含量高，含有胡萝卜素，口感较好。

保存方法

新买的土豆可放在保鲜袋里，放置在阴凉避光的地方保存。另外，在装有土豆的保鲜袋里放个苹果，可延缓土豆发芽的速度。

健康吃法

① 土豆富含淀粉、钾、维生素C、B族维生素，其中的淀粉生糖速度相对较慢，更抗饿。但是把土豆当主食吃最好用蒸、煮、烤的方式，不加盐、糖、油，并且吃了土豆以后适当减少米面等主食的摄入，这样就不会导致热量摄入过多。

② 土豆中含有较多的抗性淀粉，在人体中的消化速度慢，可延缓血糖升高，这种淀粉在土豆做熟并放凉后含量更高，因此血糖高的人最好凉至常温再吃土豆。

张晔说营养

土豆可去眼袋

土豆中含有大量的B族维生素和维生素C等，是天然的美容佳品。我们平时可将熟土豆切片，贴在眼睛上，能为眼部组织细胞的新生提供营养物质，从而减轻下眼袋的水肿，去除眼袋。

营养含量（每100克）	
热量	57 千卡
蛋白质	1.9 克
脂肪	0.2 克
碳水化合物	12.4 克

山药

推荐量 100克/天

健脾益胃，促消化

功效 | 滋阴补阳 | 降低血糖 | 健脾和胃

选购妙招

山药要选择茎干笔直、粗壮，拿到手里有一定分量的。如果购买的是切好的山药，要仔细辨认切口处是否新鲜，颜色是否自然。

保存方法

山药可用保鲜袋包好，放在常温通风处保存，1~4 摄氏度冷藏保存效果最好。

健康吃法

① 山药蒸着吃，原汁原味，没有其他添加物，营养价值能很好地保存，有效成分也不易被破坏。可将山药洗净后，放入蒸锅中蒸熟（20~30分钟），然后去皮食用，能够促进脾胃健康。

② 用山药和其他食材一起煲汤，让山药中的营养物质融化到汤水里，待煲好后，汤水和汤渣一起吃下去。汤水有利于肠胃的消化，这个过程中可以充分吸收山药中的营养物质。

③ 鲜山药可以洗净后去皮，切片与其他食材炒熟食用，可缓解脾胃不健、肾气亏虚。

④ 山药属于高碳水化合物食物，不宜作为蔬菜大量食用。食用山药后，应减少主食摄入量，将山药和米饭按 4:1 的比例替换。

张晔说营养

山药蒸红枣健脾养胃

滋补脾胃的食物中，山药为首选，性温，富含黏蛋白，能保持血管弹性。跟红枣搭配，可强化健脾养胃的功效。红枣和山药搭配一起的做法很多，或蒸或煮，甜咸皆宜。

蔬菜和菌藻，
降低糖尿病等慢性病风险

一图读懂：300~500 克蔬菜有多少

《中国居民膳食指南（2016）》建议每天进食300~500克蔬菜，但种类要尽量丰富，最好有一半以上是绿叶蔬菜，如果只吃根茎淀粉类，如土豆、红薯、南瓜、山药等，按照500克的量来吃就太多了。所以食用蔬菜重在搭配，绿叶蔬菜占到250~300克，另外搭配其他种类和颜色的蔬菜即可满足一天的需求。那么，300~500克蔬菜有多少，一起来看看吧。

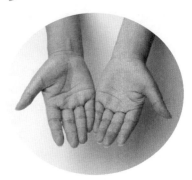

双手并拢，一捧可以托起的量，就是一捧，多用来衡量叶菜类蔬菜

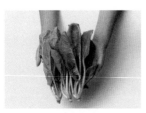

双手捧菠菜（约3棵）
≈ 100 克

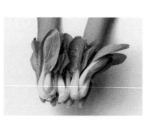

双手捧油菜（约3棵）
≈ 100 克

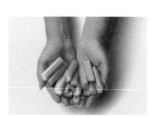

双手捧芹菜段
≈ 100 克

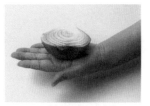

手心托半个洋葱
≈ 80 克

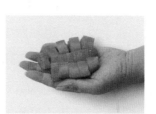

单手捧的胡萝卜块
≈ 70 克

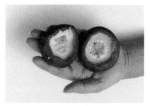

手掌放两朵鲜香菇
≈ 50 克

蔬菜有什么营养

蔬菜含人体所需的多种矿物质，比如镁、铁在绿叶蔬菜中含量较多，钙在菌菇中含量丰富，可以辅助降压、降脂、控糖

芹菜、菠菜、油菜、大白菜等都含有大量的膳食纤维，在降"三高"、防肥胖、通便、防癌方面有很好的效果

在豆类蔬菜以及根茎类蔬菜中含量较多，比如豌豆、毛豆、莲藕等，能提供一定热量

矿物质

膳食纤维

碳水化合物

维生素

维生素C、胡萝卜素、维生素B$_2$、叶酸等多种维生素主要来自于蔬果，可促进胆固醇代谢、提高免疫力

注：在分类上，薯类属于蔬菜的范畴，但是因其可以代替部分主食，所以归入到上个小节中讲述，在此主要介绍除薯类之外的其他蔬菜。

植物化学物

主要存在于深色蔬菜中，比如番茄红素、花青素、硫化物等，在抗癌、抗氧化、调节血糖和血压等方面具有一定效果

不必纠结生吃还是熟吃，各有各的好

先来对比一下生吃和熟吃的优缺点：

优点

蔬菜中富含大量的水溶性维生素，尤其是维生素C、叶酸等，不耐热，加热后有所损失，生吃可以更好地吸收到这些营养素；直接生吃或切完凉拌，简单易行，并且低油低能量。

优点

熟吃蔬菜可以轻而易举就吃进去足够的量，而且蔬菜中的某些脂溶性营养素，需要用油炒人体才能更好吸收。

生吃　熟吃

缺点

不宜大量吃。健康人每人每天进食300~500克蔬菜，对于某些慢性病患者来说还需要适当提高这个比例。这么大的量，如果仅靠生吃，难度是非常大的，或者说是不太可能实现的。直接生吃的安全性也比较低，敏感的人容易有肠胃不适感。

缺点

会损失某些不耐热的维生素，还容易摄入太多的油和盐。

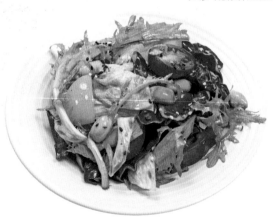

其实，生吃和熟吃各有优点，最好的办法是二者互相结合，让蔬菜的营养优势得以充分发挥，一天之中以熟吃为主，搭配凉拌蔬菜。烹调蔬菜要大火快炒，减少营养浪费，并且控制油、盐的用量，减少热量的摄入。

巧烹饪，保持蔬菜营养

先洗再切

蔬菜洗后再切，可以避免水溶性维生素从切口流失，还要注意现吃现做，别提前切好放置太久，这样会造成营养素的流失。

尽量切大块

对于蔬菜来说，切得越细碎，烹调的时候流失营养的缺口就越多，因此为了更好地保存营养，尽量切大块。

大火快炒

炒的时候要急火快炒，减少加热时间造成的营养流失，炒好立即出锅。

正确焯水

烹调蔬菜时是否需焯水要看情况而定，一看蔬菜的品种，二看烹饪方式。菠菜、苋菜、莴笋等叶类蔬菜，草酸含量较高，食用前最好先焯烫一下，可去除大部分草酸，而像芹菜、胡萝卜、西蓝花、菜花这类蔬菜，烹调或凉拌前先焯烫一下，口感较好，也易于消化。焯水时，时间不要过长，烫一下就捞出来冷却，能减少营养损失。

开汤下菜

维生素 C、B 族维生素等水溶性维生素对热比较敏感，加热后增加其损失。因此，掌握适宜的温度，水开后蔬菜再下锅更能保持营养。水煮根类蔬菜，能软化膳食纤维，改善蔬菜的口感。

炒好即食

已经烹调好的蔬菜应尽快食用，现做现吃，避免反复加热，否则不但营养素会随着储存时间延长而丢失，还可能因细菌的硝酸盐还原作用增加亚硝酸盐的含量。

张晔说营养

多选点深色蔬菜来吃

深色蔬菜是指深绿色、橘红色和紫红色的蔬菜，具有营养优势，尤其是富含 β - 胡萝卜素，应注意多摄入。深绿色蔬菜有菠菜、油菜、空心菜、韭菜、茼蒿等，橘红色蔬菜如胡萝卜、西红柿、南瓜、红椒等，紫色蔬菜如红苋菜、紫甘蓝等。这些深色蔬菜应占到食材总摄入量的 1/2 以上。

第三章
食物就是大医生
吃对了，赶小病防大病

营养含量（每100克）	
热量	18 千卡
蛋白质	1.5 克
脂肪	0.1 克
碳水化合物	3.2 克

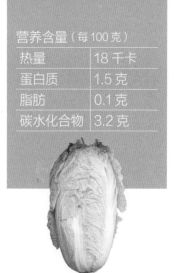

白菜

推荐量 **100** 克/天

清热利水，降胆固醇

功效 ｜ 解热除烦 ｜ 养胃生津 ｜ 润肠排毒

选购妙招

一般菜叶干净，无明显虫孔、色泽新鲜，翻开菜叶里边没有小黑点的为优质白菜。

保存方法

在储存较多的白菜时，需晾晒3~5天，白菜外叶失去水分发蔫时，再撕去黄叶，一般将白菜码放在阴凉通风的地方，使白菜能"呼吸"顺畅。温度适当，透气顺畅，一般可以储藏到次年3月份。白菜量少的话，可以用保鲜袋装好，放在冰箱的冷藏室里储存。

健康吃法

❶ 白菜中维生素和膳食纤维含量高，切的时候宜顺其纹理切，这样可减少维生素和膳食纤维的损失，并且相对易熟。烹调的时候加点醋，可减少白菜中维生素 C 的损失。

❷ 烹调时宜急火快炒，不宜用浸烫后挤汁等方法，以免营养流失。

❸ 大白菜根部富含膳食纤维，食用的时候别丢弃。另外，用大白菜根煮水对伤风感冒有缓解作用。

❹ 隔夜的熟白菜易产生亚硝酸盐，亚硝酸盐在人体内会转化为一种名为亚硝胺的致癌物质，因此隔夜的熟白菜不宜再食用。

张晔说营养

大白菜面膜可嫩白皮肤、缓解青春痘

白菜中含有丰富的水分、维生素、矿物质，对于缓解青春痘和嫩白皮肤比较有效。可以把整片的新鲜大白菜叶取下来洗净，在干净的菜板上摊平。用擀面杖或啤酒瓶轻轻碾压10分钟左右，直到叶片呈网糊状。将网糊状的菜叶贴在脸上，每10分钟更换1张菜叶，连换3张即可。

营养含量（每100克）	
热量	25 千卡
蛋白质	1.8 克
脂肪	0.5 克
碳水化合物	3.8 克

油菜

推荐量 100克/天

消肿止咳，明目防癌

功效 | 活血化瘀 | 解毒消肿 | 消暑利水 | 明目防癌

选购妙招

油菜的叶子颜色有淡绿、深绿之分，一般淡绿色油菜的质量、口感都很好。另外，油菜还有青梗、白梗之分，白梗味清淡，青梗味浓郁。如果油菜特别鲜嫩，要注意农药残留是否超标。

保存方法

油菜可以不经清洗带着根用保鲜袋装好放到冰箱里冷藏。不建议用报纸包油菜，报纸上含有一定的铅，对身体有害。

健康吃法

❶ 油菜应现做现切、大火爆炒，这样既可以保持油菜的口感，又可以保持营养成分不被破坏。

❷ 油菜的茎比较宽，做清蒸油菜时，可以用小刀把油菜的茎划成均匀的条状，注意不要叶茎分离，这样做能让茎和叶同步蒸熟。

❸ 将油菜放入淡盐水中浸泡约5分钟，再用清水冲洗，可有效去除农药。此外，用淘米水浸泡也能去除农药，不过只限于用第一、二次的淘米水。

张晔说营养

油菜花好吃还排毒

油菜花是在油菜很嫩的阶段被采摘下来的，鲜嫩可口，而且还具有排毒、防止便秘的功效。可将新鲜的油菜花在清水中浸泡半小时，待到花粉溶解后将花朵、茎叶切下入锅焯一下，然后加入调料凉拌即可。

营养含量（每100克）

热量	17 千卡
蛋白质	0.8 克
脂肪	0.1 克
碳水化合物	3.9 克

芹菜

推荐量 **100** 克/天

降压调脂，健脑镇静

功效 | 平肝清热 | 降低血压 | 祛风利湿

选购妙招

茎部短而粗壮，平直易折断，菜叶翠绿、不枯黄，这样的芹菜比较嫩，口感好。

保存方法

可以把芹菜用绳子扎起来，将根朝下竖立在一个小水盆里。这样做可以保持芹菜原有的水分，保持一周左右的时间不会脱水，能够一直保持新鲜。

健康吃法

❶ 芹菜焯水时，最好整棵焯水后再切，这样能减少营养素的流失。

❷ 芹菜可以和豆腐干等一起炒着，吃营养好，也可以凉拌。

❸ 芹菜是一种钠成分含量比较高的蔬菜，在做芹菜时要适量减少放盐量，或者少加一点酱油即可。

张晔说营养

吃芹菜不宜丢掉芹菜叶

新鲜的芹菜叶营养非常丰富，芹菜叶营养元素甚至超过芹菜茎，我们吃芹菜时，不要把芹菜叶浪费掉。芹菜叶有很多吃法，例如可摘下洗净，凉拌，或者将其剁碎，与鸡蛋、胡萝卜、面粉等食材混合成糊，做成糊塌子等。

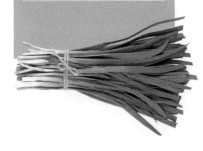

营养含量（每100克）	
热量	29 千卡
蛋白质	2.4 克
脂肪	0.4 克
碳水化合物	4.6 克

韭菜

推荐量 **100** 克/天

预防肠癌，补肾起阳

功效 | 温中开胃 | 行气活血 | 固精补肾

选购妙招

韭菜按叶片宽窄分为宽叶韭和窄叶韭，宽叶韭香味清淡，窄叶韭香味浓郁。宽叶韭和窄叶韭都以整株深绿鲜嫩、叶厚的为佳。

保存方法

可以用两片白菜叶把韭菜包裹起来，放在冰箱里冷藏，这样可以防止韭菜水分流失，叶子保持鲜嫩。

健康吃法

❶ 春季韭菜最养人，韭菜有"春食则香，夏食则臭"之说。初春时节的韭菜品质最佳，晚秋的次之，夏季的最差。

❷ 韭菜与虾仁搭配营养好。虾仁能提供人体所需的优质蛋白质，韭菜中的膳食纤维可促进胃肠蠕动，保持大便通畅，二者搭配还能固精益肾。

张晔说营养

韭菜外用可活血

一般关节扭伤24小时后，将韭菜捣烂成泥状，敷在患处，可祛瘀、活血、消肿止痛。注意一定是扭伤24小时后，因为这个时候已经不再出血了才可以活血。

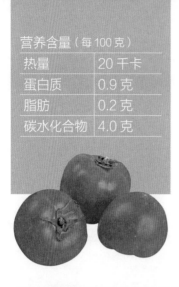

营养含量（每100克）	
热量	20千卡
蛋白质	0.9克
脂肪	0.2克
碳水化合物	4.0克

番茄

推荐量 150克/天

清热解毒，抗衰消肿

功效 | 美白肌肤 | 抗衰祛斑

选购妙招

自然成熟的番茄外观圆滑，捏起来很软，蒂周围有些绿色，籽粒为土黄色，肉红、沙瓤、多汁；催熟的番茄通体全红，口感很硬，外观呈多面体，籽呈绿色或未长籽，瓤内无汁。

保存方法

擦干番茄表面水分，蒂朝下，装进保鲜袋，放置在通风、阴凉、避光的地方。也可用保鲜袋装好后放冰箱冷藏室储存。

健康吃法

❶ 根据番茄品种选择烹调方法。红色番茄，脐小肉厚，味道沙甜，汁多爽口，生食、炒熟均可，也可以加工成番茄酱、番茄汁；黄色番茄，果肉厚，肉质面沙，生食味淡，宜熟食。

❷ 生吃番茄，能补充维生素C、钾和膳食纤维，对于预防心血管疾病和控制体重是有利的；熟吃番茄，能很好地补充番茄红素和其他抗氧化剂，可以保护血管，抗癌防癌。

张晔说营养

加点油，番茄红素吸收效果更好

番茄中的番茄红素清除活性氧的作用最强，具有预防前列腺癌、肺癌等各种上皮癌的作用。番茄红素是脂溶性营养素，因此炒番茄或者生食番茄搭配富含油脂的食物更容易使番茄红素吸收。

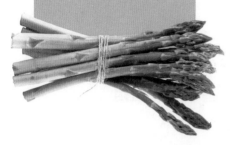

营养含量（每100克）	
热量	22 千卡
蛋白质	1.4 克
脂肪	0.1 克
碳水化合物	3.0 克

芦笋

推荐量 150 克/天

益肺宁心，防癌

功效 | 清热解毒 | 养神补脑 | 降压安神 | 防癌抗癌

选购妙招

笋尖鳞片抱合紧凑，无收缩即为较好的鲜嫩芦笋，反之不鲜嫩。将芦笋用双手折断，较脆、易折断、笋皮无丝状物为鲜嫩，反之不鲜嫩。

保存方法

芦笋虽好，但不宜生吃，也不宜存放 1 周以上再吃，应低温避光保存。用保鲜膜将芦笋包好，竖直置于冰箱中冷藏保存，竖放可延缓其伸长和弯曲。

健康吃法

❶ 芦笋中维生素 C 和 B 族维生素等水溶性维生素的含量丰富，如过度烹煮会导致这些维生素的流失，最好遵循先洗后切、急火快炒、炒好即食的原则。比较适宜的烹饪方法有焯水后清炒、凉拌，也可以清蒸。

❷ 芦笋根部和尖部的鲜嫩程度不同，入锅炒根部不易熟，所以将芦笋掰成两段，将根部一段入沸水焯1~2 分钟，焯至八成熟再与尖部一起炒。这样可以保证根部和尖部一起炒熟。

张晔说营养

芦笋叶酸含量较多，适合孕妇吃

芦笋的叶酸含量较多，孕妇经常食用芦笋有助于胎儿大脑发育，它能促进胎儿的大脑发育，防止大脑发育畸形。可以将芦笋切条与南瓜条同炒，色泽鲜艳、口味清淡，适合孕妇食用。

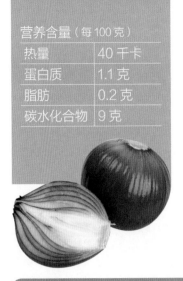

营养含量（每100克）	
热量	40千卡
蛋白质	1.1克
脂肪	0.2克
碳水化合物	9克

洋葱

推荐量 50克/天

预防感冒，降血压，防衰老

功效 | 降脂降压 | 防病抗癌

选购妙招

洋葱宜选肥大、外皮有光泽、无机械伤和泥土的；经贮藏后，宜选不松软、不抽薹、鳞片紧密、含水量少、辛辣和甜味浓的。

保存方法

可以将买来的洋葱，晒干后装在网兜里悬挂起来，挂在阴凉通风、背阳的地方，不接触地面，这样可以储存很长时间。

健康吃法

❶ 紫洋葱白洋葱吃法不同。市面上常见的洋葱有紫皮和白皮两种，一般来说，白皮洋葱比较适合生食、烘烤、炖煮等；紫皮洋葱比较适合炒着吃，可根据需要有侧重地选择。

❷ 吃肉时搭配洋葱解油腻。吃牛羊肉等味重油腻的食物，尤其在吃烤肉的时候，搭配生洋葱能解腻，洋葱可直接生吃，也可以凉拌或加入沙拉中。

张晔说营养

洋葱可以榨汁喝

洋葱不仅可以预防一些生活习惯引起的疾病，还有助于身体排出废物、吸收必要的营养元素。我们平时可以将洋葱榨成汁喝，如果觉得洋葱汁难以入口，可以放点苹果一起榨汁。但有眼部疾病、阴虚体热的人不建议饮用。

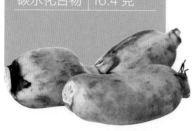

营养含量（每100克）	
热量	73千卡
蛋白质	1.9克
脂肪	0.2克
碳水化合物	16.4克

莲藕

推荐量 100克/天

健脾益胃，益血生肌

功效 | 生津凉血 | 健脾益胃 | 益血生肌

选购妙招

藕节粗且短、藕节间距长、外形饱满、带有湿泥土、色黄无异味的莲藕为佳。

保存方法

先把要存放的莲藕洗干净，放入非铁质容器内，加满清水，每星期换水1次，可存放1~2个月，并且能保持其白嫩鲜脆。

健康吃法

① 民间早有"荷莲一身宝，秋藕最补人"的说法。秋令时节，正是鲜藕应市之时。此时天气干燥，吃些藕能起到滋阴清热、润燥止渴、补肺养血的作用。

② 生藕与熟藕的营养区分：莲藕生吃，比如凉拌，可清热解毒、润肺、凉血行瘀；做熟的藕性由寒变温，可健脾开胃、益血止泻；莲藕有很好的散瘀效果，产妇可食用莲藕以促进恶露排出，但是宜煮或炖，不宜凉拌。

张晔说营养

食莲藕注意三要点

1. 去皮的莲藕容易氧化变色，将其放在醋水中浸泡5分钟后捞起晾干，就可使其保持玉白水嫩。
2. 食用藕时，最好保留藕节，因藕节中含有鞣质和天冬酰胺，有很高的药用价值。
3. 藕尖部分可以拌着吃。中间的部分适合炒着吃，较老的一般加工制成藕粉、甜食或炸着吃。

营养含量（每100克）	
热量	23 千卡
蛋白质	0.9 克
脂肪	0.1 克
碳水化合物	5 克

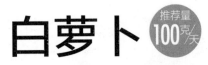

白萝卜

推荐量 100克/天

降低血脂，润肺止咳

功效 | 嫩肤抗衰 | 清肠排毒 | 防癌抗癌

选购妙招

新鲜的白萝卜，颜色看起来非常嫩白，色泽光亮，表面硬实，且白萝卜须是直的，不是杂乱无章的。

保存方法

将刚买回来的萝卜将头部叶子切掉，这样做可以防止在保存萝卜时，萝卜继续生长。然后准备一个塑料袋，把萝卜装进保鲜袋，排出里面的空气，并且打上结。然后将其放在凉爽干燥的地方。

健康吃法

❶ 白萝卜生食会生气，熟食则可顺气。生吃以汁多、辣味少的为好，平时不爱吃凉性食物者则以熟食为宜。

❷ 白萝卜宜分段食用：白萝卜从顶部至3~5厘米处为第一段，此段维生素C含量最多，宜切丝、条，快速烹调；和羊肉一起做馅，味道极佳。白萝卜中段含糖量较多，质地较脆嫩，可切丁做沙拉，炒煮也很可口。白萝卜的尾段有较多的生粉酶和芥子油，有些辛辣味，可帮助消化，增进食欲，可用来腌拌；若削皮生吃，是糖尿病患者用以代替水果的上选。

❸ 白萝卜皮中的维生素C含量是萝卜肉的2倍，因此不宜去皮食用。

张晔说营养

白萝卜叶还能用来泡茶

白萝卜叶中含有丰富的营养物质，能缓解皮肤干燥粗糙，还能抵抗皮肤氧化。取白萝卜叶适量，洗净、晒干。取30克晒干的叶子放入1升水中煎煮，沸煮5分钟，滤掉叶渣，即可饮用。

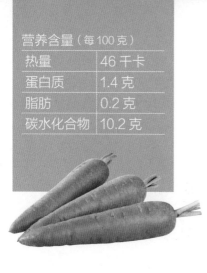

营养含量（每100克）	
热量	46 千卡
蛋白质	1.4 克
脂肪	0.2 克
碳水化合物	10.2 克

胡萝卜

推荐量 **80**克/天

清肝明目，消食减肥

功效 | 补肝明目 | 润肠通便 | 防癌控癌

选购妙招

挑选胡萝卜，尽量选带着泥土的，带泥土的大多是刚刚采摘不久的，比较新鲜。可以用手感受下，比较重的胡萝卜相对新鲜，味道好，水分多，甜度也可以，生吃和做菜味道都不错。

保存方法

刚买回来的胡萝卜的保存方法与白萝卜相同；如果是切开的胡萝卜，可以用保鲜膜装好放进冰箱冷藏室储存。

健康吃法

❶ 润肠通便、排毒，宜生吃。生吃胡萝卜容易让其中的水溶性维生素和矿物质被人体吸收，所以喝鲜榨的胡萝卜汁，可以起到润肠通便、排毒的作用。

❷ 保护视力和呼吸系统，宜油炒。胡萝卜素可保护视力和呼吸系统。熟吃能够充分吸收胡萝卜素，胡萝卜素是脂溶性物质，和番茄里的番茄红素一样，只有在烹调时适当放油，才会大大提高胡萝卜素的吸收率。

张晔说营养

胡萝卜做成馅，美味营养孩子更爱吃

胡萝卜中含有丰富的营养元素，可促进儿童智力发育、消化吸收等，但有些孩子不喜欢胡萝卜的味道。家长可以把胡萝卜切碎混在肉馅里，胡萝卜中所含的胡萝卜素在动物脂肪的作用下更容易被吸收，而且肉的味道能有效"掩盖"胡萝卜味，营养和口味可以兼得，孩子爱吃。

营养含量（每100克）	
热量	16 千卡
蛋白质	0.8 克
脂肪	0.2 克
碳水化合物	2.9 克

黄瓜

推荐量 100克/天

减肥，利尿，清热解毒

功效 | 减肥美容 | 降糖降脂 | 清热解暑

选购妙招

优质新鲜的黄瓜表面带嫩刺，覆有一层白霜，颜色翠绿，粗细均匀。

保存方法

黄瓜如果放进冰箱里不宜久存，3 天内吃完为好，不然味道会变差。因为冰箱冷藏的温度为 4~6 摄氏度，而储存黄瓜的适宜温度为 10~12 摄氏度。如果室温存放黄瓜，宜放在阴凉通风处，2 天内吃完为好。

健康吃法

❶ 黄瓜根部能美容。黄瓜根味道比较苦，经常被丢弃。其实这些苦味素成分，有很好的美容效果，最好吃掉。

❷ 黄瓜不宜去皮去籽吃。有人吃黄瓜时习惯削皮去籽，其实黄瓜皮中含有丰富的胡萝卜素，黄瓜籽中含有较丰富的维生素 E、维生素 C 等成分，如果削皮去籽就损失了很多宝贵的营养成分。

张晔说营养

糖尿病患者不妨随身带一根黄瓜

黄瓜的含糖量不到 5%，且能增加饱腹感，对糖尿病患者而言是不错的解饥食品。两餐之间感到饥饿时，吃上一根或半根黄瓜，相当于加餐一次。另外，正在减饭量的糖尿病患者，还可以在饭前吃半根黄瓜，这样会帮助减少正餐的饭量。

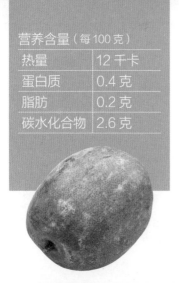

营养含量（每100克）	
热量	12 千卡
蛋白质	0.4 克
脂肪	0.2 克
碳水化合物	2.6 克

冬瓜

推荐量 **80克/天**

清热解暑，利尿降压

功效	清热解暑	利尿通便	美容减肥	除烦解毒

选购妙招

冬瓜其实是产于夏季的蔬菜，并且是夏季的代表性食材，而其之所以叫冬瓜，是因为表皮外有一层白粉状的东西，就好像是冬天所结的白霜。在购买的时候要注意，越是有白霜的冬瓜越是好冬瓜。

保存方法

冬瓜个头较大，一般不能一次吃完。我们可将切开的冬瓜静置一会，这时在冬瓜的切面会有一些水珠和黏液溢出，将保鲜膜覆盖到冬瓜的切面上，并且轻轻拍打几下将里面的空气挤压干净，然后放在阴凉、通风处即可。

健康吃法

❶ 解热利尿，连皮煮汤。冬瓜是一种比较理想的解热利尿的日常食物，同时晒干的冬瓜皮属于中药，常用于缓解水肿胀满、小便不利、暑热口渴、小便短赤症。因此，连皮一起煮汤，效果更明显。

❷ 与肉同煮时，后放冬瓜。瓜与肉煮汤时，冬瓜必须后放，然后用小火慢炖，这样可以防止冬瓜过熟过烂，营养元素也能得到较好的保存。

张晔说营养

冬瓜皮、冬瓜籽都是好中药

中药上的冬瓜皮就是冬瓜外皮晒干而来的，冬瓜籽是冬瓜的种子晒干。冬瓜皮可利水渗湿，多用于治疗肾炎。冬瓜籽可润肺、化痰、利水，主治咳嗽等症。我们平时可将冬瓜皮和冬瓜籽晒干，洗净，直接泡水喝。

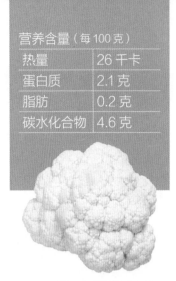

营养含量（每100克）	
热量	26 千卡
蛋白质	2.1 克
脂肪	0.2 克
碳水化合物	4.6 克

菜花

推荐量 80克/天

抗衰老，保护心脏

功效 | 延缓衰老 | 美白肌肤 | 保护心脏

选购妙招

优质的菜花一般呈白色、乳白色或微黄色，颜色黄一点儿的菜花比白色的口感要好。不能买颜色发深，或者有黑斑的菜花，这样的菜花不新鲜。

保存方法

菜花放在室温下容易开花，我们可将菜花用保鲜袋装好，放在冰箱的冷藏室内冷藏。

健康吃法

❶ 菜花宜先洗后切：洗菜花时，宜用盐水或碱水浸泡，然后再冲洗。注意不能先切碎再清洗，否则易使营养成分流失。

❷ 烹炒菜花的时间不宜过长，以免营养成分大量流失；凉拌时，焯水后要过凉水，不要放酱油，以免影响口味。

张晔说营养

菜花汁加蜂蜜可止咳嗽祛痰

用菜花叶榨汁煮沸后，加蜂蜜制成糖浆，有止血止咳、消炎祛痰、润嗓开音之功效。具体做法：将菜花洗净，切碎，放入榨汁机中，加入150毫升水搅拌1分钟左右，取汁，放锅内煮沸后加入适量蜂蜜搅匀，每日3次。连服2~3天，止咳效果明显。

香菇

推荐量 **25克/天**

降三高，提高免疫力

功效 | 保肝排毒 | 益血美颜 | 降脂降压

选购妙招

优质的香菇一般体圆齐正、菌伞肥厚、菌伞下面的褶紧密细白，并且可闻到一股独特的香味。

保存方法

新鲜的香菇保存期很短，吃不完的香菇可把它干燥起来，以延长保鲜期限。可平放在筛网上，放于通风阳光充足处晾晒。或取长的棉绳捆绑香菇蒂头处，再把棉绳吊挂起来让其风干。

健康吃法

❶ 食用干香菇烹调前，最好先用约80℃的热水将干香菇适度泡发，才能更好地释出鲜味物质，但不可浸泡过久，以免香菇的鲜味物质流失。

❷ 鲜香菇更适合老人小孩吃：鲜香菇相对于干香菇有一种能促进维生素 D 合成的物质，而且更易于消化，老人孩子要想吃香菇，鲜香菇更适合。

❸ 香菇的鲜香味较浓，用其煲汤是不错的选择，不仅营养丰富，还别有风味。

张晔说营养

香菇、豆腐同食有益于降血脂

香菇适宜搭配豆腐食用，香菇中的香菇嘌呤能降低血胆固醇，豆腐的植物蛋白能降血脂，同时食用可以增强降血脂的效果。而且香菇豆腐搭配在一起的做法也比较多，如香菇豆腐汤、香菇肉末豆腐、香菇豆腐饼等。

营养含量（每100克，水发）	
热量	27 千卡
蛋白质	1.5 克
脂肪	0.2 克
碳水化合物	6.0 克

木耳

推荐量 **15**克/天

预防贫血，清除毒素

功效 | 生血养颜 | 降脂防癌 | 清除毒素

选购妙招

黑木耳要尽量买干货，质量好的木耳应该是又干又脆的，检验木耳是否够干，可以用双手捧一把木耳，上下抖翻，若有干脆的响声，则说明是干货。

保存方法

木耳一般以干货较为常见，保存时注意干燥、通风、凉爽即可，避免阳光直射，避免压重物或经常翻动导致碎裂。

健康吃法

❶ 木耳可用凉水（冬季可用温水）泡发。浸泡以 3~4 小时为宜，水慢慢地浸润到木耳中，以木耳膨胀到半透明状为泡发好。

❷ 黑木耳多与蔬菜、荤菜搭配，炒、煮、煨、炖均可，还有一种吃法就是凉拌，用芥末油或醋、蒜拌好后食用。

张晔说营养

黑木耳、银耳搭配吃更营养

黑木耳中富含铁元素，常吃能养血驻颜，并可防治缺铁性贫血。银耳中富含维生素 D，能防止钙的流失，对生长发育十分有益。二者搭配着吃，营养素可以互补，凉拌黑白木耳就是比较简单的一道家常菜。

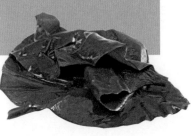

营养含量（每100克）	
热量	16 千卡
蛋白质	1.1 克
脂肪	0.1 克
碳水化合物	3.0 克

海带

推荐量 150 克/天

补碘降压，养颜解毒

功效 | 散结消痰 | 平川利水 | 祛脂降压

选购妙招

海带外表覆盖着一层类似白霜的物质，那是重要的营养成分——甘露醇，该物质具有降压利尿和消肿的作用，在解酒、减肥方面也有一定的效果，在买干海带时应选择白霜多的。

保存方法

可将海带包裹严实放在冰箱冷冻，食用时再拿出来放在清水中浸泡一下即可恢复原样。也可用盐水腌渍，食用前需用清水浸泡一下除盐。

健康吃法

❶ 烹饪时，将浸泡过的海带洗净，切丝或块，放入沸水中，再向水中滴 6~7 滴食醋，煮 5~6 分钟捞出即可。经过这样处理的海带，无论是炒着吃、拌着吃或是炖汤，都非常容易煮烂，不会有咀嚼困难的困扰，同时也除去了腥味，口感特别好。

❷ 把成团的干海带打开放在笼屉里，隔水蒸约 30 分钟，然后用淘米水浸泡一夜，易发，易清洗。用这种方法处理后的海带，又脆又嫩，烹饪之后柔软可口。

张晔说营养

脑力劳动者宜吃豆腐海带

海带具有益智的功效，海带中除了不含有脂肪外，还富含各种有益身体的矿物质，能促进脑细胞的新陈代谢，非常适合脑力劳动者和经常考试的学生食用。豆腐海带又是极为常见的家常菜，随处可得。

水果，抗衰老、排毒素

一图读懂：200 克水果有多少

《中国居民膳食指南（2016）》建议每人每天吃水果 200~350 克。水果大部分是可以直接食用的，其所含的碳水化合物比蔬菜高，同时含有各种有机酸、丰富的维生素和矿物质，以及有抗氧化功效的植物化学物。一般来说，成熟度高的水果所含的营养成分要高于未成熟的水果。

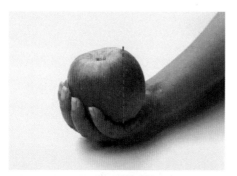

成人一只手可握住的苹果 ≈ 260 克
（大约 4/5=200 克）

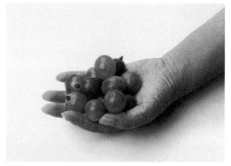

成人单手捧葡萄（14~15 颗）≈ 100 克

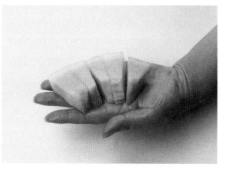

成人单手捧哈密瓜块 ≈ 80 克

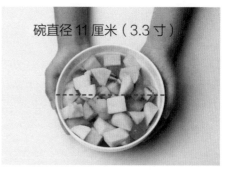

碗直径 11 厘米（3.3 寸）

满满一碗水果块 ≈ 200 克

水果有什么营养

人体所需的多种矿物质，比如钾、铁等，在水果中含量丰富，可以辅助降压、降脂、补血

水果是碳水化合物的主要来源，主要含葡萄糖、果糖、蔗糖等，可以供给人体热量

矿物质

水果是可溶性膳食纤维的主要来源，可通便、降"三高"

碳水化合物

膳食纤维

植物化学物

水分

五颜六色的水果含有大量的抗氧化成分，可以抗衰老、调节血压血脂、抗血栓

水果大多汁水丰富，是补水的好来源

维生素

维生素 C、胡萝卜素、维生素 B_2、叶酸等多种维生素主要来自于蔬果，可促进胆固醇代谢、提高免疫力

吃水果避开这四个误区

误区一
吃水果减肥

张晔说： 水果味道甜美，尤其是夏秋季节水果种类丰富，人们总是一吃水果就停不下来。但是任何食物都要适量，水果虽好，吃多了也会惹来麻烦。水果中的主要成分是水和糖分，比如草莓中含糖量达 5%、苹果达 8%、甜葡萄达 15%。也就是说，水果吃多了，就等于吃进去了大量的糖。过量的糖会转化成脂肪，容易引发肥胖、血脂异常等。

误区二
多吃水果就不用吃蔬菜了

张晔说： 蔬菜热量低、膳食纤维高，可以适当多吃，水果糖分高，进食过多有引起三高的风险，不能多吃。蔬菜的品种远多于水果，可选择性更多，能为人体提供的营养素更多样。而且水果的胡萝卜素含量普遍低于绿叶蔬菜，除了柑橘类、枣、猕猴桃、山楂和草莓等，多数水果的维生素 C 含量不及蔬菜；而钙、镁、铁等元素的含量也有很大的差距。综合来看，水果的整体营养价值不如蔬菜，不能代替蔬菜。

误区三
多吃水果对皮肤好

张晔说： 水果热量低，但也有很多营养劣势。水果中的维生素 B_1 和铁、锌等元素含量很低，蛋白质相当不足。只拿水果当主食的女孩子们会发现，自己头发掉得很厉害，皮肤松弛而易肿胀，脸色黯淡，并没想象中美丽。时间一长，很可能还会出现经血减少甚至闭经的情形。

误区四
果汁等加工水果制品替代鲜果

张晔说： 鲜榨果汁看上去很时尚，口感也很好，但《中国居民膳食指南（2016）》中明确提出"喝果汁不能代替水果"，这是因为鲜榨果汁远没有我们想象的那么好。果汁中含有很多糖分，却失去了很多膳食纤维，因此最好的选择是直接吃水果。

营养含量（每100克）	
热量	54 千卡
蛋白质	0.2 克
脂肪	0.2 克
碳水化合物	13.5 克

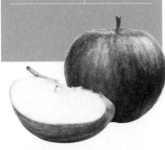

苹果

推荐量 **100** 克/天

排毒养颜，保护血管

功效 | 延缓衰老 | 抗癌 | 降低胆固醇 | 降血压

选购妙招

新鲜苹果色泽美观，表面光滑完整；成熟的苹果有果香味，果肉质地紧密，用手在表面轻轻按压无凹陷。

保存方法

苹果放在常温的阴凉处能保鲜7~10 天，如果装进塑料袋里放进冰箱冷藏，大约能保鲜 1 个月。

健康吃法

① 苹果生吃和熟吃功效不同。生吃苹果可通便；熟吃苹果虽然比较酸，但是治疗腹泻效果好，做法是把苹果洗净，切小块，隔水蒸熟。

② 苹果搭配银耳效果好。两者均富含膳食纤维，同食可润肺止咳、排毒美容。

张晔说营养

苹果皮可调理迎风流泪

苹果除了果肉有价值之外，外皮的价值也不可忽略。取苹果皮 10 克，洗净后同适量白糖一起入锅加水煎煮，长期饮用对缓解迎风流泪有一定效果。

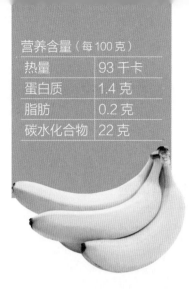

营养含量（每100克）	
热量	93 千卡
蛋白质	1.4 克
脂肪	0.2 克
碳水化合物	22 克

香蕉

推荐量 **1** 根/天

降压通便，缓解抑郁

功效 | 润肠通便 | 降血压 | 预防癌症 | 缓解抑郁

选购妙招

优质的香蕉形状齐整，表皮无病斑和虫疤，无创伤，颜色鲜黄光亮，两端带青，果身有弹性，果肉捏上去不发软。

保存方法

香蕉不适合放进冰箱中冷藏保存，香蕉皮会发黑，容易腐烂。把香蕉放入干净的塑料袋中，再放入1~2个苹果，挤出袋内的空气，扎紧袋口，放在阴凉、干燥处，这样能使香蕉保鲜1周左右。

健康吃法

❶ 一定要吃熟透的香蕉。香蕉有通便效果，但是未熟透的香蕉不但不能通便，反而会加重便秘症状。

❷ 腹泻畏寒可吃烤香蕉。香蕉烤着吃可大大减少寒性，把香蕉连皮放入微波炉，大约3分钟后取出，外皮儿发黑，里边的瓤软软的，不仅味道香，甜度也增加了。烤香蕉还对腹泻有很好的治疗效果，有腹泻症状时不妨这么吃。

❸ 香蕉不宜空腹吃太多。空腹时不要吃太多香蕉，以免血液中镁的含量突然大幅增加，影响机体的正常运作。

张晔说营养

香蕉皮也是宝

香蕉皮可煮水喝，有降压的效果，尤其是当高血压病人感觉肝火过旺时可用香蕉皮煮水代茶饮用。香蕉皮还能杀菌、润肤，皮肤长癣后经常用香蕉皮内侧擦拭，可缓解症状。用香蕉皮煮后的水泡澡，还能缓解皮肤发热、干痒的症状。

营养含量（每100克）	
热量	61 千卡
蛋白质	0.8 克
脂肪	0.6 克
碳水化合物	14.5 克

猕猴桃

推荐量 1~2个/天

抗癌养胃，美白减肥

功效 | 抗癌养胃 | 美白减肥 | 生津润燥 | 提高免疫力

选购妙招

要选外皮略深、呈土黄色的、整体软硬一致（不要局部软的）的猕猴桃，并且最好选尖头的，不要扁头的，这样的比较甜。

保存方法

未成熟的猕猴桃可放在保鲜袋或小箱内置于低温、避光处保存。如果不急着吃，最好放入冰箱冷藏，这样猕猴桃成熟较慢。每次要吃的时候，可以取出几个与苹果一起放入保鲜袋室温存放，苹果会催化猕猴桃成熟。

健康吃法

❶ 猕猴桃最好熟透再吃。硬邦邦的猕猴桃口感酸涩，糖分很低，还会让人感觉刺口，因为其含有大量蛋白酶，会分解舌头和口腔黏膜的蛋白质，引起不适感。所以，猕猴桃一定要放熟再吃。

❷ 吃完烧烤后吃点猕猴桃。吃烧烤食物，体内容易产生亚硝酸盐，这种物质日积月累易诱发癌症。猕猴桃含有大量的维生素 C，能够抑制亚硝酸盐的生成，吃完烧烤后再吃一两个猕猴桃，可以抑制亚硝酸盐的生成，有一定防癌效果。

张晔说营养

猕猴桃挖着吃干净又利落

吃猕猴桃的时候剥皮很费力，要想干净利索地吃猕猴桃，可先将其外表的毛毛洗净，然后用水果刀将其一切为二，用勺子挖着果肉吃。

营养含量（每100克）	
热量	44 千卡
蛋白质	0.5 克
脂肪	0.2 克
碳水化合物	10.3 克

葡萄

推荐量 100克/天

补气养血，消除疲劳

功效 | 补气养血 | 消除疲劳 | 开胃健脾 | 美容养颜

选购妙招

新鲜的葡萄整串饱满，每粒都很紧密，表层有一层白霜样物质，果梗翠绿，果梗与果粒之间连接结实。如果果梗颜色变深褐色，一碰就掉粒，那就不新鲜了。

保存方法

葡萄买回家后最好用纸袋装好放到冰箱冷藏室里，可以延缓变质的进度。

健康吃法

❶ 盐水浸泡。可以先把葡萄皮上的浮尘洗干净，然后把脏水倒掉，把葡萄浸入溶解食盐的清水里浸泡20分钟，再轻揉搓洗，尤其注意把果蒂部的污物清洗干净，再用清水冲洗就可以了。

❷ 葡萄打果汁可以不去籽。葡萄籽中含有丰富的抗氧化成分，对抗皮肤衰老有很好效果，因此在用葡萄打制果汁的时候，可以整粒葡萄放入果汁机中打制，将打碎的葡萄籽一并被喝下，营养更好。

❸ 葡萄干也可适量多吃。葡萄干是鲜葡萄晒制而成的，可以补气补血。葡萄干可直接食用，也可煮粥、制作糕点等。但因其糖分较高，糖尿病患者和肥胖者不宜多食。

张晔说营养

吃葡萄最好不吐葡萄皮

"吃葡萄不吐葡萄皮"是有道理的，因为葡萄很多的营养成分储存在表皮中，尤其是有抗氧化效果的花青素、白藜芦醇也主要集中在葡萄皮中，这些物质可起到软化血管、抗衰老的功效。

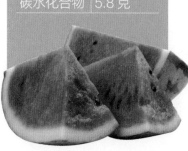

营养含量（每100克）	
热量	26 千卡
蛋白质	0.6 克
脂肪	0.1 克
碳水化合物	5.8 克

西瓜

推荐量 **100克/天**

清热解暑，利水下气

功效 | 清热解暑 | 利水下气 | 抗衰老 | 降血压

选购妙招

优质西瓜体型匀称，瓜皮为绿色、色泽深，纹路明显，瓜脐四周饱满、中间凹陷；用手摸瓜皮，皮滑且硬；用手轻拍瓜身，声音较沉闷。

保存方法

切开的西瓜应在切面上罩上保鲜膜，放入冰箱冷藏，能保鲜 2~3 天。没切开的西瓜不要水洗，放在阴凉通风处能保鲜 4~5 天。

健康吃法

① 切成方块状。将西瓜横向对半切开，取其中一半切成 2 厘米厚的片状；将瓜皮与瓜瓤分离，按照适合自己一口吃下的大小切成方块状。食用时可以用牙签扎取。

② 榨汁。西瓜瓤可搭配其他果蔬、豆类等榨汁，比如西瓜与胡萝卜、西瓜与绿豆等都可以搭配榨汁，有美容、解暑、减肥等功效。

③ 瓜皮切条凉拌。将最外层瓜皮去掉后，切成小长条，加入少许食盐，搅匀腌制 2~3 小时。沥干盐水，加入酱油、醋、香油等拌食即可食用。还可将瓜皮切丁，腌制后与大米一同熬粥，或者与排骨炖汤、与鸡蛋做成蛋花汤等，特别适合肠胃不好的人食用。

张晔说营养

不要吃打开过久的西瓜

西瓜打开过久，尤其是在气温很高的夏季，易变质、繁殖病菌，食用了会导致肠道传染病。因此，吃西瓜时一定要注意新鲜。

营养含量（每100克）	
热量	51 千卡
蛋白质	0.9 克
脂肪	0.1 克
碳水化合物	12.2 克

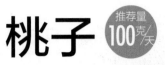

桃子

推荐量 100 克/天

改善水肿，补血养颜

| 功效 | 改善水肿 | 活血化瘀 | 美容养颜 | 润肠通便 |

选购妙招

选桃子首要是闻香味，一般越香越甜。其次是看外观，如果是毛桃，最好选择绒毛较完整，颜色不太鲜亮的，油桃则是看果皮颜色，红色面积越大，成熟度越高。

保存方法

桃子放在室温阴凉处或冰箱冷藏保存均可，如发现有坏桃，应及时捡出。

健康吃法

❶ 通常，较软的桃子只要慢慢剥皮就可以了。较硬的桃子，可以将其浸入滚开的水中，1 分钟后捞出，放入冷水中，片刻之后取出，这样就能轻易地剥皮啦。

❷ 煮桃子罐头。将桃子去皮、切块，放入锅中，加糖、加水刚好淹过桃子即可。采用小火煮 15 分钟，开锅即可。注意不要火太大，否则容易粘锅。

张晔说营养

牙刷清洗更干净

用牙刷直接刷洗桃子表面，注意桃子不要沾水，尤其是有坑的地方。刷好之后，再用清水冲洗干净就可以了。用牙刷处理过的桃子，表皮的绒毛和脏东西都会轻易去除，建议选一个固定牙刷。另外，也可用食盐清洗，先将桃子蘸湿，然后撒上盐，再反复均匀搓洗，最后用清水冲洗干净即可。

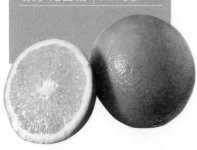

营养含量（每100克）	
热量	48 千卡
蛋白质	0.8 克
脂肪	0.2 克
碳水化合物	11.1 克

橙子

推荐量 1 个/天

消食化痰，降脂美容

功效 | 消食化痰 | 降脂美容 | 增强免疫 | 抗氧化

选购妙招

挑选橙子时首先看颜色，颜色发红的更甜，表皮光亮、细腻、孔纹细小的皮较薄；其次看身形，身形长一些的橙子一般味道较好；最后摸软硬，硬而有弹性的橙子为好。

另外还可以看橙脐，要挑脐眼小的橙子。

保存方法

橙子可常温或冰箱 3~6℃冷藏储存，不宜暴晒或冷冻，放置时每个橙子之间留适当距离。

健康吃法

❶ 小勺剥橙子。在橙子中间划开一圈，注意不要划得太深；然后用小勺沿着这条缝插进橙子中，使橙子的皮和肉逐渐分离，另一半也同样做；最后两手握住橙子，向相反方向拧即可。

❷ 连皮榨汁。新鲜橙子洗净，用刀划开、去核，连皮榨汁，再调入米酒饮用。每天服用，有理气消肿、通乳止痛的功效。

张晔说营养

盐蒸调理感冒

将橙子洗净，切去顶部（1/5 处）；在切面果肉上撒盐（约 2 克），用一只筷子将盐摊匀，然后在果肉上面插数个小孔；将顶部重新盖上，放于碗中，入蒸锅中火蒸 8 分钟；取出放凉、切小块，装入碗中并淋入蒸碗中的汤水即可。可辅助调理感冒咳嗽。

奶类、豆类和坚果，抗氧化、健骨骼

一图读懂：300 克奶、30 克大豆、25~35 克坚果有多少

根据《中国居民膳食指南（2016）》的建议，奶及奶制品每天要摄入300克，豆类及坚果每日摄入25~35克。其中，奶是获取钙和优质蛋白质的主要来源，可以防止钙缺乏；豆类及豆制品富含优质蛋白质、大豆异黄酮等有益成分，对维持血管健康有益；坚果是很好的补充营养的零食，可提供不饱和脂肪酸等成分，只是热量较高，要计算在全天总热量之内。

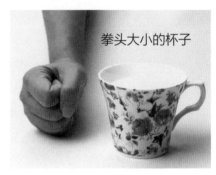

拳头大小的杯子

1 杯牛奶 ≈ 100 克，3 杯 ≈ 300 克

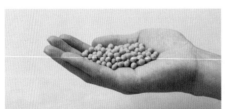

单手掌心捧满黄豆 ≈ 30 克

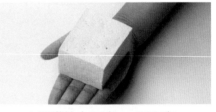

1 手掌的白豆腐 ≈ 200 克

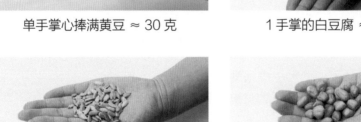

1 手掌心瓜子仁 ≈ 10 克

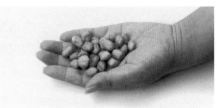

1 手掌心的花生米 ≈ 20 克

牛奶有什么营养

水分

可以为人体补充液体

脂肪

是脂溶性维生素 A、维生素 D、维生素 E 的载体，可以健身防病

蛋白质

氨基酸组成接近人体需要，为优质蛋白质，极易被人体消化吸收

乳糖

牛奶中碳水化合物的主要形式是乳糖，可以促进钙等矿物质的吸收

钙

牛奶是人体获取钙的最好来源，人体吸收利用率高，可促进骨骼健康、预防骨质疏松

大豆有什么营养

大豆异黄酮

抗氧化、延缓衰老、改善更年期症状、预防乳腺癌

膳食纤维

促进胃肠蠕动，预防癌症、心血管疾病和糖尿病，防止肥胖

蛋白质

最好的植物蛋白质，属于优质蛋白质，可媲美动物蛋白质，又不会升高血脂

卵磷脂

健脑益智、延缓衰老、保护肝脏、预防心脑血管疾病

大豆低聚糖

润肠通便，有利于增加肠道内的双歧杆菌，降低血清胆固醇水平

铁、磷、钙等矿物质

可以促进骨骼健康，促进新陈代谢

坚果有什么营养

不饱和脂肪酸

润肠通便、抗衰老，有效降低胆固醇

钙、镁等矿物质

有益于骨骼健康，预防冠心病等心血管疾病

维生素 E 等维生素

促进生长发育

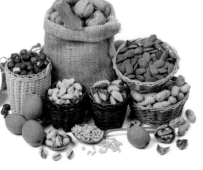

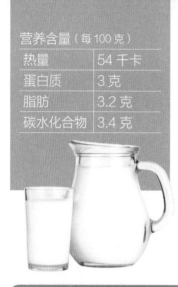

营养含量（每100克）	
热量	54 千卡
蛋白质	3 克
脂肪	3.2 克
碳水化合物	3.4 克

牛奶

推荐量 250克/天

助睡眠，强健骨骼

功效 | 改善视力 | 强健骨骼 | 美容养颜 | 有助睡眠

选购妙招

新鲜牛奶为呈乳白色或微黄色的均匀胶态流体，无沉淀、无凝块、无杂质、无黏稠、无异味。如果奶液稀薄、发白，香味降低，不易挂壁；或滴在玻璃片上，乳滴不成形，易流散，很有可能是掺水奶。

保存方法

一般持续灭菌乳，可放在家里干燥、凉爽、避光的地方保存；打开包装的牛奶应及时喝掉；或者密封好放在冰箱内储存。

健康吃法

❶ 煮牛奶温度不宜过高。煮牛奶到温热即可，加热以 60~70℃适宜。用煤气灶煮牛奶，用大火快热，锁住营养物质。用微波炉热牛奶，牛奶要倒入加热容器内，再进行加热。

❷ 喝牛奶的时候补充点维生素 D，更促进钙的吸收。维生素 D 是一种脂溶性维生素，可以全面调节钙代谢，增加钙在小肠的吸收，维持血中钙和磷的正常浓度，促使骨和软骨正常钙化。常晒太阳可以促进维生素 D 的形成，也可以搭配富含维生素 D 的食物吃，例如三文鱼、鲜菇等。

张晔说营养

奶及奶制品补钙效果一流

正常人最好每天喝奶，因为奶中的含钙量很高，而且容易被人体吸收。此外，还可以多吃一些奶制品，比如酸奶、奶粉、奶酪等。乳糖不耐受的人，可以用酸奶代替牛奶补钙，酸奶最好选择无糖的原味酸奶，以避免血糖升高。

营养含量（每100克）	
热量	390 千卡
蛋白质	35 克
脂肪	16 克
碳水化合物	34.2 克

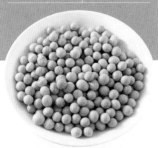

黄豆

推荐量 40克/天

健脑抗衰，畅通血管

功效 ｜ 降脂控糖 ｜ 保护血管 ｜ 健脑益智

选购妙招

在选黄豆时建议选择外皮色泽光亮、皮面干净、颗粒饱满，颜色呈黄白色或淡褐色的黄豆，这样的黄豆较为优质。我们也可以咬开黄豆，察看豆肉，深黄色的含油量丰富，质量较好。

保存方法

我们可以将黄豆充分晒干，装入密闭容器里，放在干燥凉爽的地方保存即可。

健康吃法

❶ 黄豆用沸水煮熟后做成凉拌菜，或是在炒菜、煲汤或煮粥时适当放一些黄豆，都是不错的吃法。

❷ 将黄豆做成豆浆后，豆渣不要丢掉，可将豆渣加面粉或玉米粉做成窝头，更有利于吸收其中的营养成分。

❸ 豆制品如豆腐、黄豆芽、豆皮等也是不错的食材，炒菜、凉拌皆可，有促进食欲等作用。

❹ 黄豆含有胰蛋白酶抑制剂，生食易出现胀气、呕吐的不良反应，因此一定要烹熟再食用，且一次不要食用太多。

张晔说营养

黄豆芽中的营养素更易被吸收

黄豆有"豆中之王"的称号，富含丰富的蛋白质和脂肪，是一种理想的营养品。我们可以把黄豆生成黄豆芽吃，黄豆在发芽过程中，使人胀气的物质被分解，有些营养素也更容易被人体吸收。

营养含量（每100克）	
热量	313 千卡
蛋白质	12.0 克
脂肪	25.4 克
碳水化合物	13.0 克

花生

推荐量 20克/天

健脾和胃，止血凝血

功效 | 健脾和胃 | 止血凝血 | 清咽止咳 | 抗老化

选购妙招

带壳花生宜选大小均匀，形态完整，无杂质和异味的。花生米则要选颗粒饱满，红衣光亮的。

保存方法

将买回来的花生米放在通风处晾去多余的水分，然后装入干净的塑料袋中，放入几个干红辣椒，排出袋中的空气，扎紧袋口。这样存放花生米可保存5个月不变质。

健康吃法

❶ 花生宜煮食，这样可以保留花生中原有的植物化合物，如植物固醇等，有利于控糖、保护血管。

❷ 花生富含油脂，不适宜脾胃虚弱者过多食用，否则易引起腹泻，不利于身体健康。

张晔说营养

吃不吃花生红衣要分情况

花生的红衣有补血、促进凝血的作用，这对于贫血的人和有伤口待愈合的人很有好处。反过来，对于血液黏稠度高的人来说，就没什么好处了，吃花生红衣反而可能增加心脑血管疾病的风险，因此，血液黏稠度高的人不宜食用花生红衣。

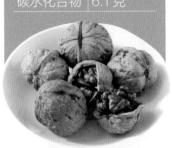

营养含量（每100克）	
热量	336 千卡
蛋白质	12.8 克
脂肪	29.9 克
碳水化合物	6.1 克

核桃

推荐量 2~3 个/天

健脑益智，降压安神

功效 | 健脑益智 | 降压安神 | 缓解疲劳

选购妙招

带壳的优质核桃，大小均匀，形状齐整，纹路明显，气味正常自然，用手掂量有质感、硬朗。优质的核桃仁肉质丰满，外表的薄膜呈淡黄色或淡琥珀色，掰开果仁肉质洁白。

保存方法

核桃宜带壳保存。尽量放在通风透气的地方、不要用密封袋装，最好使用布袋、麻袋或其他的透风较好的袋子，能较好地保持核桃的干度，防止其回潮、发霉。这样的条件下可以存放 5 个月左右。

健康吃法

❶ 核桃可直接生吃，有的人不喜欢核桃的生涩味，也可以将核桃仁碾碎加到粥里或豆浆里，都是摄取核桃的好方法。

❷ 可将核桃焯熟之后凉拌食用，营养最好。核桃一次不宜食用过多，否则会影响胃肠消化。

❸ 核桃仁表面的褐色薄皮有苦味，有些人会把它剥掉，这样就会损失掉一部分营养，所以烹调或食用核桃仁时不要剥掉这层薄皮。

张晔说营养

核桃油脂高，每天不宜吃太多

不论哪种核桃，都不可贪多，因其本身热量比较高，过多食用又不能被充分吸收，多余的热量就会储存在体内，引起肥胖。因此，每天食用 2~3 个核桃即可，吃核桃的时候最好同时适当减少其他脂肪的摄入，以免热量过高。

畜禽肉、水产品和蛋，
预防贫血，提高抗病力

一图读懂：40~75 克瘦肉、水产品有多少

《中国居民膳食指南（2016）》建议成人每天摄入畜禽肉类 40~75 克，水产类 40~75 克，蛋类 40~50 克。其中，鱼、肉、蛋可提供优质蛋白质，其氨基酸的组成更接近人体需要，在人体利用率高，但是这类食物热量高，不可过量摄入，以免增加肥胖、心血管疾病的危险。在选择上，首选鱼类、禽肉，畜肉应当选瘦肉。每天 1 个鸡蛋就能满足人体需要。

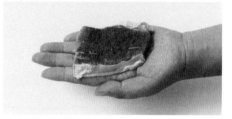

手掌厚度、一掌心的瘦肉 ≈ 50 克

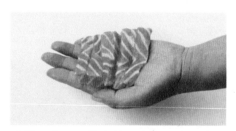

手掌厚度、一掌心的三文鱼 ≈ 50 克

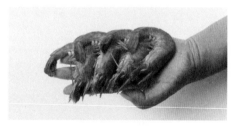

4 只长度与手掌宽相当的虾 ≈ 80 克

鸡蛋与乒乓球的大小对比

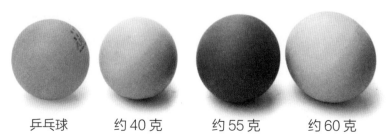

乒乓球　　　约 40 克　　　约 55 克　　　约 60 克

畜、禽、鱼、蛋中有什么营养

畜、禽、鱼、蛋中蛋白质含量高，在人体的吸收利用率高

主要来自猪肉、牛肉、羊肉，与谷类搭配食用，可以实现蛋白质互补

主要来自蛋类，可以促进脂溶性维生素的吸收，还能降低胆固醇

优质蛋白质

赖氨酸

磷脂

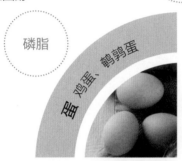

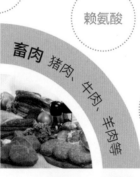

铁

蛋 鸡蛋、鹌鹑蛋

畜肉 猪肉、牛肉、羊肉等

禽肉 鸡肉、鸭肉、鹅肉

鱼虾类 带鱼、鲢鱼、草鱼等

主要来自猪肉、牛肉、羊肉，以血红素铁的形式存在，在人体的消化利用率高，可以预防贫血

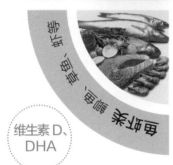

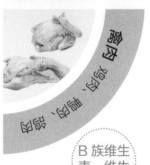

维生素D、DHA

B族维生素、维生素A

主要来自鱼虾类，可以降低胆固醇、健脑益智、促进钙吸收

主要来自禽肉，可促进生长发育、预防脚气病、维持神经系统功能

吃肉以白肉为主，红肉则以瘦肉为先

相对于红肉而言，鸡肉、鸭肉、鱼虾类统称为白肉。白肉比红肉的脂肪含量低，不饱和脂肪酸含量较高，这也意味着吃同样75克畜肉，吃鱼、鸡可以摄入较少的饱和脂肪，更适合血脂异常、高血压、糖尿病、脂肪肝等患者食用。因此，日常饮食中不妨将白肉作为肉类的首选。

当然，红肉不是不能吃，而是要适当食用，在选择红肉时，应尽量选脂肪少的纯瘦肉。在外就餐时，尽量减少肉类的摄入，荤素搭配，以鱼为主。

远离你看不见的隐形肥肉

肥肉中蛋白质、维生素等的含量微乎其微，90%的成分是脂肪，而且是饱和脂肪酸。大口吃肥肉的事儿相信不会有多少人做，我们更应该要防范的是那些不知不觉中吃进去的肥肉。

排骨
肥瘦相间的排骨，
有很多隐形肥肉

鸡鸭肉
鸡皮、鸭皮和皮
下那层油脂最好
去掉

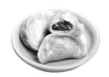

肉馅饺子
肉馅饺子基本是
三分肥七分瘦

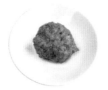

肉丸子
肥肉和淀粉是常
用的配料

张晔说营养

别把动物内脏一棍子打死

常见的动物内脏主要有肝、肾、心等，这些内脏中铁的含量很高，并且以血红素铁的形式存在，比植物性食物中的铁更容易被人体吸收，可以有效预防贫血。但是动物内脏中胆固醇含量较高，一些需要控制胆固醇摄入量的患者要慎食。

食用动物内脏，以每月2~3次，每次25克左右为宜。为避免动物内脏的安全隐患，应购买来源可靠的内脏，在烹调时一定要彻底熟透再吃。

肉类哪部分脂肪含量高？你必须了解

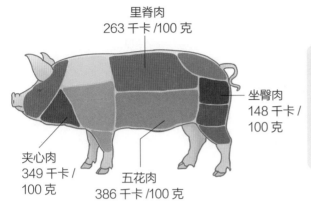

里脊肉
263 千卡 /100 克

坐臀肉
148 千卡 /
100 克

五花肉
386 千卡 /100 克

夹心肉
349 千卡 /
100 克

里脊肉（263 千卡 /100 克）
瘦肉，无筋，肉嫩，脂肪含
量低。
坐臀肉（148 千卡 /100 克）
瘦肉，肉质老，脂肪含量低。
五花肉（386 千卡 /100 克）
肥瘦相间，脂肪含量稍高。

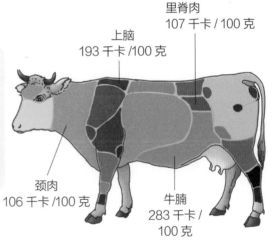

里脊肉
107 千卡 / 100 克

上脑
193 千卡 /100 克

颈肉
106 千卡 /100 克

牛腩
283 千卡 /
100 克

颈肉（106 千卡 /100 克）
脂肪少，红肉多，带些筋，肉质较硬。
里脊肉（107 千卡 /100 克）
肉质最柔软的部分，几乎没有油脂。
牛腩（283 千卡 /100 克）
脂肪少，筋少，瘦肉多。
上脑（193 千卡 /100 克）
肉质细嫩，肥瘦均匀，脂肪含量稍高。

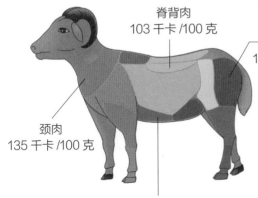

脊背肉
103 千卡 /100 克

后腿肉
110 千卡 /100 克

颈肉
135 千卡 /100 克

胸口肉
133 千卡 /100 克

颈肉（135 千卡 /100 克）
肉质较老，夹有细筋。
脊背肉（103 千卡 /100 克）
外脊肉，有一层皮带筋，肉质细嫩；
里脊肉，纤维细长，是羊身上最鲜
嫩的两条瘦肉，脂肪含量低。
后腿肉（110 千卡 /100 克）
肉质较嫩，肥瘦相间，可以挑瘦肉
食用。

低脂又美味的鱼、肉烹调法

肉类的烹调方法直接关系着脂肪的摄入量，因此在制作时要讲究方法。

鱼、肉烹调方法的选择

烹调鱼、肉类时一定要选择可以少用油的烹调方法，多采用蒸、煮、炖、凉拌等方式，少用油炸、油煎、焗、红烧、爆炒等耗油较多的方式。比如食用清蒸鲈鱼、莲藕炖牛腩等。再比如，鸡肉撕成细丝凉拌，不仅少油，还能减少摄入量。

降低胆固醇的肉类烹调法

❶ 烹调肉类时最好避免单一烹调，而是搭配蔬菜、豆制品等一起食用，不仅可以降低胆固醇的吸收，而且营养和味道都更好，比如莲藕排骨汤、海带煲瘦肉、黄豆炖猪蹄等。

❷ 烹调肉类时适当加蒜和姜等调味，可以减少胆固醇的吸收。

❸ 炖肉时要将漂浮在表面的油脂去掉。

烹调肉类前的处理

处理肉类还可以先将生肉上看得见的脂肪剔除掉。另外，肉类在烹饪前可以先用开水断生，具体做法为：先将肉按照实际需要切成丁、条、丝、片等形状，入沸水中焯烫片刻，煮至肉色转白、飘起后捞出即可，这样既可以去除肉中的很多脂肪，又能减少烹制过程的吸油量。

把好入口关

在吃牛排、猪排等大块肉时，为避免不自觉吃下过量的肉，可将肉切成小块，这样看起来分量较多，但吃进去的肉量会比吃大块肉少，脂肪摄入量也相对地减少了。同时，吃肉类的时候要多搭配一些新鲜蔬菜以保证营养的均衡。

张晔说营养

做鱼最好的方式是清蒸

鱼的最佳烹饪方式是清蒸，不提倡油煎和油炸的做法。清蒸的做法可以最大限度保留鱼中的营养物质，减少油脂的摄入，保留鱼肉的鲜味。

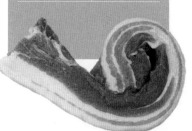

营养含量（每100克）	
热量	395 千卡
蛋白质	13.2 克
脂肪	37.0 克
碳水化合物	2.4 克

猪肉

推荐量 **60**克/天

健脾益胃，养颜润肤

| 功效 | 健脾益胃 | 养颜润肤 | 滋阴润燥 | 养血生津 |

选购妙招

新鲜的猪肉呈红色，肉质纤维细软紧密、有弹性，用手指按压后没有指印，气味清淡自然。如果用手按压肉，肉面出小水珠，很可能是注水猪肉。

保存方法

买回来的新鲜猪肉冷藏时间不要超过 2 天。如果冷冻保存，取每次烹调的用量装进塑料袋中再冷冻，15 天内吃完。

健康吃法

❶ 长时间煮炖减少胆固醇。猪肉经长时间炖、煮后，不饱和脂肪酸增加，胆固醇含量会大大降低，尤其适合血脂高、血压高的人。

❷ 烹调前，避免用热水清洗。

烹调前，不要用热水清洗猪肉。猪肉中含有的肌溶蛋白不太稳定，这种物质在热水中容易溶解，如果用热水浸泡就会流失很多营养，同时口感也受影响。

❸ 不同类型的肉，做法不同。猪肉中，无骨瘦肉适合搭配蔬菜炒食，比如豇豆炒肉、茄子炒肉等；带有骨头的猪肉适合炖汤，比如虾米排骨汤；肥肉适合做红烧肉；肥瘦相间的五花肉则比较适合烧烤。

张晔说营养

猪肉加大蒜效果更佳

"吃肉不加蒜，营养减一半"，猪肉富含维生素 B_1，但此种维生素不稳定，在人体停留时间也短，若同吃些大蒜，大蒜中的蒜素可与维生素 B_1 结合，能增加其在人体的吸收与利用。

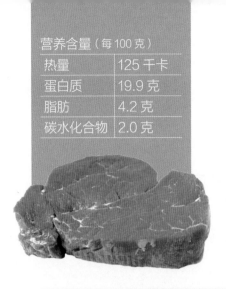

营养含量（每100克）	
热量	125 千卡
蛋白质	19.9 克
脂肪	4.2 克
碳水化合物	2.0 克

牛肉

推荐量 60 克/天

预防贫血，强筋骨

功效 | 补血养颜 | 预防贫血 | 益气血 | 强筋骨

选购妙招

好的牛肉色泽鲜红、肉质湿润有弹性，脂肪为白色或奶油色，闻起来有鲜肉味。如果将白餐巾纸贴在肉上纸很快被水湿透，很可能是注水的牛肉。

保存方法

如果购买的是完全冷冻的生牛肉，购买后迅速送进冰箱冷冻，可以保存 6 个月左右。如果购买的冷冻生牛肉中途解冻过，最好将其煮熟后放在 -8℃ 的环境中冷冻保存，可确保 3 个月左右不变质。

健康吃法

❶ 牛肉横切易消化。牛肉的纤维组织较粗，结缔组织又非常密实，因此要横切，将长纤维切断，这样处理既使牛肉容易入味，又有助于咀嚼。

❷ 烹调牛肉，应使用热水直接加热，不宜用冷水。热水有助于牛肉表面的蛋白质迅速凝固，防止肉中的氨基酸溶于水中，以保持肉味鲜美、锁住营养。大火煮开后，将锅盖揭开继续炖煮 20 分钟，可去除异味；之后盖上锅盖转为小火，这样可维持上层浮油的温度，以焖炖牛肉。

❸ 吃牛肉，搭配上也有讲究。比如萝卜炖牛腩、番茄炖牛腩、山药炖牛腩等，可以帮助补充维生素和膳食纤维。

张晔说营养

让牛肉更软烂的方法

牛肉采用清炖的方法烹调，可以更多地保存牛肉中的营养成分。牛肉不易熟烂，烹制时放一个山楂、一块橘皮或一点茶叶，这样可以使其易烂入味。

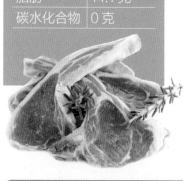

营养含量（每100克）	
热量	203 千卡
蛋白质	19.0 克
脂肪	14.1 克
碳水化合物	0 克

羊肉

推荐量 50克/天

补肾壮阳，驱寒

功效 | 驱寒补暖 | 补虚健力 | 壮阳益肾 | 健脾胃

选购妙招

新鲜的羊肉肉色鲜红均匀，肉质细而紧密，有弹性，外表略干，不黏手，气味正常。注水的羊肉瘦肉部分为淡红色，脂肪部分苍白无光，切割后会流出大量淡红色血水。

保存方法

买回来的鲜羊肉如果没吃完，需要冷冻保存，最好将剔骨后的羊肉装进塑料袋中，排除袋内的空气，放在 −15℃的环境中冷冻保存，这样保存的羊肉至少可保鲜半年。

健康吃法

❶ 秋冬进补时宜多吃羊肉。羊肉可"暖中补气，御风寒，生肌健力"，

并且热量较高，是秋冬御寒和进补的好选择。寒冬常吃羊肉可益气补虚，促进血液循环，增强御寒能力。

❷ 炖羊肉营养损失最小，爆炒羊肉营养次之，烤、炸羊肉营养损失最多，所以羊肉宜选用炖这种烹调方法。

张晔说营养

吃羊肉后不易立即饮茶

吃完羊肉2~3个小时内不宜饮茶，因为羊肉中含有丰富的蛋白质，而茶叶中含有较多的鞣酸，两者结合产生一种叫鞣酸蛋白质的物质，容易引发便秘。

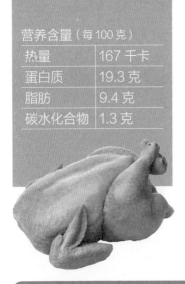

营养含量（每100克）	
热量	167 千卡
蛋白质	19.3 克
脂肪	9.4 克
碳水化合物	1.3 克

鸡肉

推荐量 60克/天

补虚健体，养脾胃

功效 | 强体补虚 | 益气养血 | 温补脾胃 | 健脑益智

选购妙招

新鲜鸡肉肉质紧密，颜色呈粉红色，有光泽，鸡皮为米色且有光泽，毛囊突出。

保存方法

鸡肉在肉类食品中是比较容易变质的，购买之后要马上放进冰箱里。如果是冷藏保存，可保鲜2~3天；如果是冷冻保存，可存放8个月左右。

健康吃法

❶ 不同部位脂肪含量不同。鸡胸脯肉的脂肪含量很低，而且含有大量维生素，鸡翅膀却含有较多脂肪，想减肥的人和血脂高的人应尽量少吃。

❷ 吃鸡肉的时候为了减少脂肪的摄入，可以去掉鸡皮以及鸡皮之下的脂肪层，这样进食更健康。

❸ 鸡臀尖要丢掉不吃，否则对健康不利。

张晔说营养

别喝熬得太浓的鸡汤

炖鸡虽然味道鲜美，富含蛋白质，但鸡汤中盐分偏高，饱和脂肪和胆固醇也较多。即使吃炖鸡不吃鸡皮，但油脂早溶入汤内，喝鸡汤会摄入过多的脂肪。所以，鸡汤可适量喝，但不宜喝熬得过浓的汤。

营养含量（每100克）	
热量	240 千卡
蛋白质	15.5 克
脂肪	19.7 克
碳水化合物	0.2 克

鸭肉

推荐量 **50** 克/天

五脏俱补，行气活血

功效 | 五脏俱补 | 清热健脾 | 行气活血 | 养胃生津

选购妙招

首先看颜色，优质鸭肉体表光滑，呈乳白色，切开后切面呈玫瑰色，如果鸭皮表面有油脂渗出则质量较差。其次看形状，优质鸭肉，形体呈扁圆形，肉质紧密，胸脯凸起，在腹腔内壁上可清楚地看到盐霜；反之，若肉质松软，腹腔潮湿或有霉点，则质量不佳。

保存方法

可把鸭肉放入保鲜袋内，放冰箱冷冻保存，一般情况下，保存温度越低，保存时间越长。

健康吃法

❶ 肥瘦相间的鸭肉可炒食。鸭肉中的脂肪不同于黄油或猪油，其饱和脂肪酸、单不饱和脂肪酸、多不饱和脂肪酸的比例接近理想值，其化学成分近似橄榄油，有降低胆固醇的作用，可以挑选肥瘦相间的鸭肉，搭配蔬菜炒食。

❷ 老鸭汤滋五脏之阴，但老鸭肉在短时间内不容易煲烂，可以在锅里放一些木瓜皮，木瓜皮的酶会加速鸭肉熟烂。

❸ 不应常食烟熏和烘烤的鸭肉，因其加工后可能产生苯并芘物质，大量长期食用有致癌风险。

张晔说营养

瘦鸭肉最宜炖汤

炖汤要选择偏瘦的鸭肉，这样炖出来的汤不会太油腻。可以选择鸭翅肩部和背脊部，这些部位骨头相对多一些，炖汤更有味道。

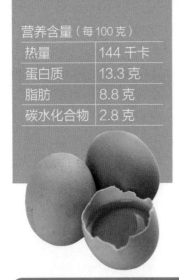

营养含量（每100克）	
热量	144 千卡
蛋白质	13.3 克
脂肪	8.8 克
碳水化合物	2.8 克

鸡蛋

推荐量 60克/天

健脑益智，养心安神

功效 | 健脑益智 | 滋阴养血 | 增强体质 | 促进生长发育

选购妙招

新鲜鸡蛋的蛋壳上有一层霜状粉末，蛋壳颜色鲜明，气孔明显，轻轻晃一下没有水声。

保存方法

鸡蛋如果常温存放，冬季时可存放15天，夏季可存放10天。如果放进冰箱冷藏，要把鸡蛋的大头朝上小头朝下存放，可保鲜1个月左右。

健康吃法

❶ 炒鸡蛋不要放味精。鸡蛋本身很鲜，味精也是提鲜的，炒鸡蛋时如果再放味精会影响鸡蛋本身的鲜味，反而起不到增鲜的效果。

❷ 茶叶蛋要尽量少吃。茶叶跟鸡蛋搭配是不健康的吃法，因为茶叶中含有鞣酸，在煮的过程中渗透到鸡蛋里，与鸡蛋中的铁元素结合，会对胃起刺激作用，影响胃肠的消化功能。所以，茶叶蛋要尽量少吃。

❸ 煮鸡蛋的最佳时长为8分钟，少于8分钟，蛋黄不能完全凝固；多于8分钟，则口感不好。因此，鸡蛋煮8分钟营养和口感俱佳。

张晔说营养

红皮鸡蛋没有比白皮鸡蛋营养价值高

不少人在买鸡蛋时，专门选红皮鸡蛋，觉得比白皮鸡蛋要有营养。其实不然，相关测定数据表明，两者营养素含量并没有明显的差别。蛋壳的颜色主要由一种成为卵壳卟啉的物质决定。有些鸡血液中的血红蛋白代谢可以产生卵壳卟啉，使蛋壳呈浅红色，而有些鸡如来航鸡、白洛克鸡等就不能产生卵壳卟啉，蛋壳呈白色，蛋壳颜色是由遗传基因决定的。所以，在买鸡蛋时，不用特别关注鸡蛋的颜色。

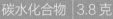

营养含量（每100克）	
热量	108 千卡
蛋白质	17.1 克
脂肪	2.7 克
碳水化合物	3.8 克

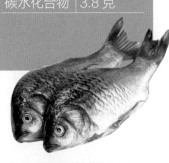

鲫鱼

推荐量
60克/天

益气健脾，通络下乳

| 功效 | 益气健脾 | 预防贫血 | 促进乳汁分泌 | 利尿消肿 |

选购妙招

要挑活的鲫鱼，鳞片、鳍条要完整，体表无创伤，体色青灰、体形健壮。

保存方法

鲫鱼宜冷藏保存，冷冻保存后鲜味会变差。把鲫鱼放在 80℃ 的热水里烫 2 秒钟，捞起来放入冰箱里冷藏，可保鲜 2~3 天。

健康吃法

❶ 鲫鱼肉嫩味鲜，最好是清蒸或加豆腐煮汤，很适合中老年人、病人和虚弱者食用。

❷ 鲫鱼一定要清理干净，特别是腹内的那层黑色膜，一定要全部弄掉，否则腥味会很重。

张晔说营养

鲫鱼去腥味的方法

将鱼去鳞、剖腹洗净后，放入盆中倒一些料酒，就能除去鱼的腥味，并能使鱼滋味鲜美；或将鲜鱼剖开洗净，在牛奶中泡一会儿，既可除腥，又能增加鲜味。

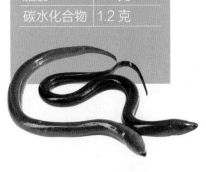

营养含量（每100克）	
热量	89 千卡
蛋白质	18.0 克
脂肪	1.4 克
碳水化合物	1.2 克

鳝鱼

推荐量
60克/天

降糖明目，补血养血

功效 | 促进代谢 | 滋补肝肾 | 养血止血 | 温阳益脾

选购妙招

鳝鱼以表皮柔软、颜色灰黄、闻起没有臭味者为佳。

保存方法

活鳝鱼买回后如果一两天内食用，可将其先放在桶里，加入适量水，一天换一次水。鳝鱼宜现杀现烹，宰杀后的鳝鱼不宜存放，否则易产生有毒物质。

健康吃法

❶ 农历每年的四月至端午节前后，是黄鳝上市的季节。这个时候的黄鳝圆肥丰满，柔嫩鲜美，营养丰富，因此，民间向来就有"夏令黄鳝赛人参"之说。

❷ 鳝鱼煸炒、炖食最美味，控脂控油有技巧。鳝鱼可用沸水焯烫再煸，减少用油、用盐量。炖鳝鱼时用清水不用高汤，都可减少油脂的摄入。

❸ 鳝鱼性温，不适合热性体质的人，比如风热感冒、上火的人最好少吃，高血压、卒中后遗症、甲亢及急性炎症患者均不宜食用过多。

张晔说营养

鳝鱼一定要现吃现杀

鳝鱼宜现杀现烹，因为鳝鱼体内含较多组氨酸，死后的鳝鱼体内的组氨酸会转变为有毒物质。

营养含量（每100克）	
热量	81 千卡
蛋白质	17.3 克
脂肪	0.4 克
碳水化合物	2.0 克

虾

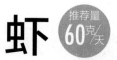

推荐量 **60** 克/天

补肾健胃，温阳通乳

功效 | 补肾壮阳 | 通乳抗毒 | 预防骨质疏松 | 增强体力

选购妙招

新鲜的虾色泽正常，表面有光泽。虾体完整，头尾连接紧密，壳肉紧贴，触摸硬而有弹性，颜色发红。身软的虾不新鲜，不宜选购。

保存方法

保存鲜虾的最好方法是冷冻，把虾洗干净，放进塑料保鲜盒中，倒入没过虾的清水，盖上盖子，送进冰箱冷冻。可使虾保鲜 3 个月左右。冻虾必须放水，不放水虾的颜色很快就发黑了。

健康吃法

❶ 吃虾的时候要去虾线。虾背上的虾线是虾的消化道，里面是未排泄完的废物，若吃到嘴里有泥腥味，影响食欲，应去掉。

❷ 不新鲜的虾不要吃。腐坏变质的虾不可食。色发红、身软、掉头的虾不新鲜，也尽量不吃。

张晔说营养

吃虾最好别带壳吃

虾壳中含钙量很高，但吸收率并不理想。即使是较软的虾壳，人的牙齿也不能彻底嚼烂，因此带壳吃虾起不到很好的补钙效果。除非将虾壳研磨成粉，再配合维生素 D 一起摄入，才会有一定的补钙效果。

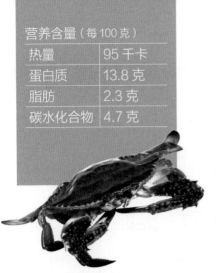

营养含量（每100克）	
热量	95 千卡
蛋白质	13.8 克
脂肪	2.3 克
碳水化合物	4.7 克

螃蟹

推荐量 **80**克/天

清热解毒，强筋活血

功效 | 补骨添髓 | 清热解毒 | 活血通络 | 滋阴养胃

选购妙招

辨公母：螃蟹分公母，区别就在于肚脐部分呈三角形的是公蟹，肚脐是圆形的为母蟹。

看活力：把螃蟹翻过来，如果能立即翻过身去，并且蟹脚活动灵活，则表明新鲜，不断吐沫的也表明是好螃蟹。

保存方法

河蟹：可将其放在容器内，上面盖上湿毛巾。

海蟹：如果想长期保存，可捆好后放冷冻柜冻起来，能保存几个月。

大闸蟹：可直接放在湿度大点的地方，比如厨房洗碗池旁边就行，每2天放到水里几分钟即可。

健康吃法

螃蟹的生活环境及其食物中的细菌、病毒、寄生虫等致病微生物很多，所以烹制前一定要洗净，切不可吃死蟹、半生蟹。

张晔说营养

别因螃蟹含有胆固醇而拒绝吃

有些人对螃蟹有一种误解，害怕胆固醇过高而不敢吃。蟹肉中胆固醇含量（海蟹 125 毫克 /100 克；河蟹 267 毫克 /100 克）高于肉类，接近于动物内脏的水平，蟹肉中胆固醇含量较低，蟹黄中胆固醇很高。但其实，这里的 100 克说的是一只约半斤的螃蟹，因其价格不菲，没人能天天吃。所以，对大多数偶尔尝鲜的人来说，这些胆固醇算不得什么，是可以吃的。

中国营养学会建议一日三餐的比例分配是：早餐占全天总热量的 25%~30%，午餐占全天总热量的 30%~40%，晚餐占全天总热量的 30%~40%。

不能省略的早餐

一顿完美的早餐应该包括以下四大类食物：谷类、蔬菜水果类、肉蛋类、奶类。而且还要做到粗细搭配、软硬搭配，才能保证营养的均衡和吸收。

承上启下的午餐

午餐摄取的能量应该占全天摄入能量的 30%~40%，它在一天当中起着承上启下的作用。营养丰富的午餐可使人精力充沛，学习、工作效率提高。如果长期对午餐不加重视，就会影响肠胃消化功能，导致早衰、胆固醇增高、肥胖，并易患消化道疾病、心肌梗死和中风等。

不宜太丰盛的晚餐

通常很多上班族晚餐要大吃一顿，其实，晚餐吃得过饱过好是不健康的。吃得过饱，会反复刺激胰岛素大量分泌，加重胰岛 B 细胞的负担，易使胰腺功能衰竭，诱发糖尿病。并且，晚餐以后人通常没有什么活动量，会有一部分蛋白质不能消化吸收，在肠道细菌的作用下会产生有毒物质，睡眠后肠蠕动减慢，会延长这些有毒物质在肠道内的停留时间，容易诱发大肠癌。同样的，晚餐吃得太好，容易导致能量过剩，会造成脂肪堆积，引发肥胖和高脂血症等。

专题

排除疾病隐患

吃对一日三餐，

三餐范例一

早餐	午餐	晚餐
小米红豆粥　小米25克，红豆25克	香菇青菜面条　面条75克，香菇5克，胡萝卜20克，菠菜50克	燕麦粥　燕麦25克，大米50克
馒头　面粉50克	羊肉炖萝卜　羊肉75克，白萝卜80克	蒸红薯　红薯50克
豆浆　300克	凉拌海带丝　海带丝50克，胡萝卜20克	鲫鱼炖豆腐　鲫鱼75克，豆腐30克
煮鸡蛋　1个	猕猴桃　100克	蒜蓉油麦菜　油麦菜100克
拍黄瓜　黄瓜75克	奶酪　25克	
草莓　100克		

三餐范例二

早餐	午餐	晚餐
紫米发糕　面粉60克，紫米面40克	红豆饭　大米50克，红豆25克	绿豆粥　绿豆25克，大米50克
蒸紫薯　50克	番茄炖牛肉　牛肉75克，番茄50克	红烧带鱼　带鱼75克
蒸蛋羹　1个鸡蛋	莴笋炒胡萝卜　莴笋50克，胡萝卜45克	白菜炖豆腐　白菜150克，豆腐150克
牛奶　300克	紫菜蛋汤　鸡蛋50克，紫菜5克	炒双花　西蓝花50克，菜花50克
凉拌木耳　干木耳5克	苹果　150克	
香蕉　150克	巴旦木　10克	

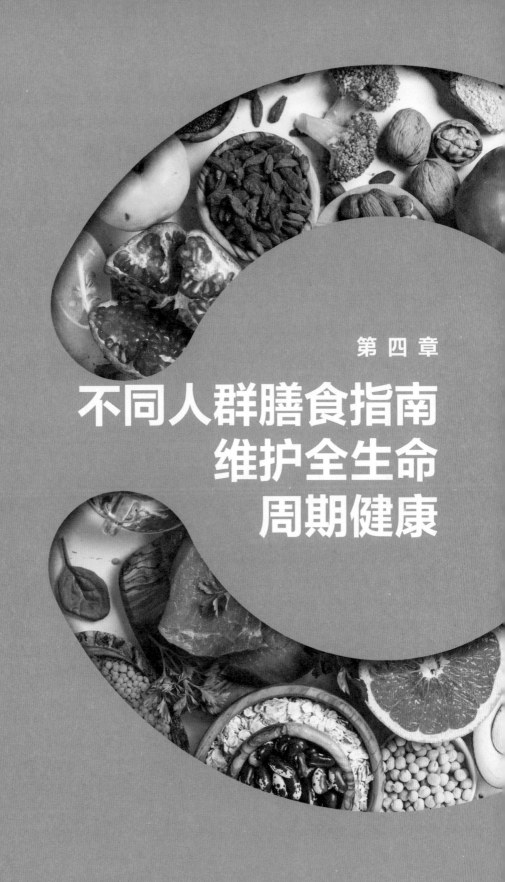

第四章

不同人群膳食指南
维护全生命
周期健康

备孕女性，减重补铁补叶酸

- 调整孕前体重至适宜水平。
- 常吃含铁丰富的食物，选用碘盐，孕前 3 个月开始补充叶酸。
- 禁烟酒，保持健康的生活方式。

调整体重到适宜水平

肥胖或低体重备孕女性应调整体重，使 BMI 值处于 18.5~23.9 的范围之内，并维持适宜体重，以在最佳的生理状态下孕育新生命。

BMI 即体重指数（Body Mass Index），是用来衡量一个人的体重是否正常的标准，测量简单、实用。

> **BMI= 体重（千克）÷ 身高的平方（米^2）**

低体重的备孕女性（BMI<18.5 千克 / 米^2），可通过适当增加进食量和规律运动来增加体重，每天可有 1~2 次的加餐，如每天增加牛奶 200 克，或粮谷 / 畜肉类 50 克，或蛋类 / 鱼类 75 克。

超重或肥胖的备孕女性（BMI≥24.0 千克 / 米^2），应改变不良饮食习惯，减慢进食速度，避免过量进食，减少高热量、高脂肪、高糖食物的摄入，多选择低生糖指数、富含膳食纤维、营养密度高的食物。同时，应增加运动，推荐每天 30~90 分钟中等强度的运动。

补铁应从计划怀孕开始

育龄妇女是铁缺乏和缺铁性贫血患病率较高的人群，怀孕前如果缺铁，可导致早产、胎儿生长受限、新生儿低体重以及妊娠期缺铁性贫血。因此，备孕女性应经常摄入含铁丰富、铁利用率高的动物性食物，铁缺乏或缺铁性贫血者应纠正贫血后再怀孕。孕前，正常女性铁的推荐摄入量为每天20毫克。

注重从饮食中补铁。动物血、肝脏及红肉中铁含量及铁的吸收率均较高，一日三餐中应该有瘦畜肉40~75克，每周食用1次动物血或畜禽肝肾25~50克。

叶酸，整个孕期都要补

叶酸缺乏可影响胚胎细胞增殖、分化，增加神经管畸形及流产的风险，备孕妇女应从准备怀孕前3个月开始每天补充400微克叶酸，并持续整个孕期。

多吃富含叶酸的食物

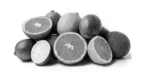

柑橘类水果
橘子、橙子、柠檬、葡萄柚等

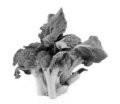

深绿色蔬菜
菠菜、西蓝花、芦笋、莴笋、油菜等

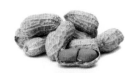

豆类、坚果类
大豆及豆制品、花生（花生酱）、葵花子等

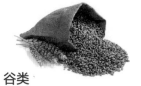

谷类
大麦、米糠、小麦胚芽、糙米等

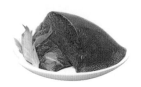

动物肝脏

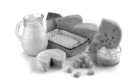

牛奶及乳制品

食物补不足，叶酸片来补

如果仅靠食物补叶酸，很难达到所需的量，适当补充叶酸制剂是很有必要的。叶酸片主要用于纠正饮食中叶酸摄入不足的情况，但是不能脱离食物而单依靠制剂，任何一种营养素的补充都要以食物为基础。一般正常饮食的情况下，每天服用400微克的叶酸片或者复合维生素片即可满足一日的叶酸需求。

孕期女性，增加营养但别过分

关键推荐

- 营养不过剩、不缺乏，宝宝体质好，少生病。
- 孕吐严重者，可少量多餐，保证摄入含必要碳水化合物的食物。
- 适量身体运动，缓解孕期不适，维持孕期适宜增重。

合理膳食，胎儿更健康

孕期食物摄入量推荐表

	孕早期	孕中期	孕晚期
谷薯	250~400 克（其中，全谷物和杂豆各 50~150 克，薯类 50~100 克）	250~400 克（其中，全谷物和杂豆各 50~150 克，薯类 50~100 克）	250~400 克（其中，全谷物和杂豆各 50~150 克，薯类 50~100 克）
蔬菜	300~500 克	300~500 克	300~500 克
鱼禽蛋肉	120~200 克	150~250 克	120~250 克
水果	200~350 克	200~400 克	200~350 克
奶类	300 克	400 克	300~500 克
大豆类及坚果	25~35 克	25~35 克	25~35 克
食用油及盐	食用油 20~30 克，含碘食盐 6 克	食用油 20~30 克，含碘食盐 6 克	食用油 20~30 克，含碘食盐 6 克

少量多餐，缓解孕吐引起的营养摄入不足

孕吐反应一般发生在孕早期，这是由于孕妈体内激素水平发生了较大变化，机体需要经历一系列的调整过程。一般怀孕期间若无明显反应，可按照上述推荐量合理膳食，但有孕吐较为明显或食欲不佳的孕妇不必过分追求推荐量。怀孕期间孕吐较明显的孕妇，可根据个人饮食爱好和口味选择清淡适口、容易消化的食物，少量多餐，尽可能多地摄入食物，特别是富含碳水化合物的谷薯类食物。

孕妈可以早晨进食粥、面包干、馒头、饼干、甘薯等干性食物以减缓孕吐反应。也可以通过补充维生素 B_1、维生素 B_2、维生素 B_6 及维生素 C 等减轻早孕反应的症状。

长胎不长肉，孕期适宜增重

孕中晚期，胎儿的身体和大脑开始迅速发育，因此孕妇对营养元素的需求也有较大变化。处于孕中期的准妈妈体重迅速增加。这时准妈妈要补充足够的热能和营养素，才能满足自身和胎儿迅速生长的需要。当然，孕妇也不能不加限制地过多进食。过度进食不仅会造成准妈妈身体负担过重，还可能导致妊娠糖尿病的发生。

孕晚期是大力储存营养的阶段，营养的储存对准妈妈来说尤为重要。安全、健康、合理的饮食，是胎儿健康出生的必要前提。最后 3 个月是胎儿生长最快的阶段，孕妇的膳食要保证质量、品种齐全。适当减少米、面等主食的摄入量，少吃水果，以免胎儿长得过大，影响顺利分娩。

> **孕期如何进行适量的身体运动？**

张晔答

孕妈如果没有任何医疗问题或并发症，应该不需要过于限制自己在孕期的运动，每天参加 30 分钟以上适度的体育锻炼对孕妈来说是安全的。常见的中等强度的运动包括：快走、游泳、打球、跳舞、孕妇瑜伽及家务劳动等。孕妇应该根据自己的身体状况和孕前的运动习惯，主观调整，量力而行，循序渐进。

哺乳期女性，食物均衡多样不过量

● 重视产褥期食物，做到食物多样不过量。
● 哺乳期食物合理化，促进乳汁分泌。
● 坚持科学运动锻炼，适宜恢复体重。

如何合理安排产褥期膳食

新妈妈在分娩后 1~2 天，胃口都会不太好，可以吃清淡、有营养、易消化的食物，坚持少食多餐，减肠胃的负担。产后第 3~5 天，新妈妈的饮食可以由流食改为半流食，食物要清淡、有营养、易消化，如米粥、蛋花汤、烂面等。产后第 6~7 天，新妈妈可以将饮食恢复正常，但应以清淡为主，少放盐，食物多样化。

对于剖宫产手术的新妈妈，手术后 6 小时内应平卧，禁食。由于麻醉药的作用尚在，对肠胃蠕动有抑制作用，此时盲目进食会导致腹胀。产后 24 小时内，在经过了术后 6 小时的禁食后，胃肠功能恢复，可以给予少量的流质食物，如萝卜汤，既能促进肠胃蠕动，又能促进排气、通便，减少腹胀。产后 2~3 天，可以适当改为半流食。产后 4 天，可以像正常产妇一样进食。

适当调整营养比例，促进乳汁分泌

乳母每天需在非哺乳期的基础上增加优质蛋白质 25 克、钙 200 毫克、碘 120 微克、维生素 A600 微克、钾 400 克以及适量 B 族维生素、维生素 C 等。这些均可在食物中获得。

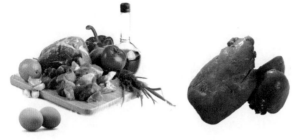

蛋白质的摄入总量每天达到80克，比孕前增加25克，鱼、禽、肉、蛋是优质蛋白质的良好来源。

动物肝脏是维生素A的主要来源，可以每周吃1次，85克猪肝或4克鸡肝即可满足需要。

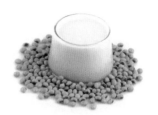

哺乳期钙的摄入每天要达到1000毫克，每天喝500克牛奶，同时摄取深绿色蔬菜、豆制品、小银鱼等含钙丰富的食物可满足钙的需求。

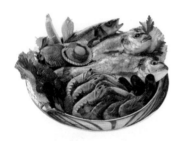

乳汁中缺碘会影孩子的智力发育，除了饮食使用加碘盐以外，哺乳期女性还要增加海带、紫菜、扇贝、虾等含碘食物的摄入，每周进食一两次，每天摄入总量达到240微克。

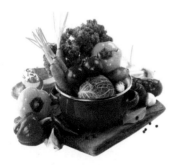

蔬菜类建议每天摄入500克，其中绿叶蔬菜和红黄色蔬菜等有色蔬菜占2/3以上。水果建议200~400克为宜。

张晔说营养

坚持产后运动有助于体重恢复

产褥期的运动方式可以采用产褥期保健操，例如有氧舞蹈，康复体操等，但要根据个人的分娩情况及身体状况循序渐进地进行。顺产产妇一般在产后的第2天就可以开始产后运动，开始可以每天10分钟，根据身体情况适量增加至每天30分钟。6周后可以进行有氧运动如散步、慢跑等。一般可从每天15分钟，逐渐增加至每天45分钟，形成规律。对于剖宫产的产妇，应根据自己的身体状况，缓慢增加有氧运动的强度及力量训练。

婴幼儿，按月龄逐步添加辅食

- 分娩后有奶的妈妈尽可能地坚持母乳喂养。
- 婴儿满 6 个月需添加辅食，婴儿辅食应单独制作。
- 顺应喂养，建立良好的饮食及生活规律。

坚持 6 个月纯母乳喂养

凡是在分娩后有奶的健康母亲，最好自己哺育婴儿，而且最好坚持 6 个月以上母乳喂养。母乳的营养成分较完备，各种成分的配合比较适当，可以满足婴儿的需要，尤其是 6 个月以内的婴儿。

满 6 月龄婴幼儿循序渐进增加辅食

6~12 月龄，辅食添加最佳时期

宝宝的味觉、嗅觉在 6 个月到 1 岁这一阶段最灵敏，因此是添加辅食的最佳时机，宝宝通过品尝各种食物，可促进对食物味觉、嗅觉及口感的形成和发育，也是宝宝对流食—半流食—固体食物的适应过程。

7~9 月龄属于辅食添加初始阶段，主要目的是让婴儿适应新的食物并逐渐增加进食量。刚开始添加辅食时可以以强化铁的米粉为主，再适量添加蛋黄泥、肉泥等富铁食物。婴儿适应后，可以多种食物混合喂养，如米粉拌肉泥、肉泥鸡蛋羹等。

10~12 月龄婴儿已经能够适应多种类食物，这一阶段可继续扩大婴儿的

食物种类，并增加食物的黏稠度和粗糙度，并注重培养婴儿对食物和进食的兴趣。可适当尝试自主进食——手抓食物，如馒头、面包片、切片的水果、香蕉块等。

培养 13~24 月龄幼儿自主进食

13~24 月龄婴幼儿主要培养自主进食，学习使用勺子就餐，并逐步适应家庭日常饮食。13~24 月龄婴幼儿应保证每天 500 毫升奶量，母乳喂养不足，或者不能母乳喂养，建议以合适的婴幼儿奶粉作为补充，也可以摄入少量鲜牛奶或者酸奶等。

顺应喂养，建立良好的饮食及生活规律

婴儿出生后最初几周内，鼓励妈妈按婴儿的需求，随时喂养，随婴儿成长，喂养次数可逐渐降至每天 8 次，夜间无喂养睡眠时间最长可达 5 小时。

首先，父母应该给婴幼儿营造良好的进食环境，对于不喜欢的食物可以反复提供并鼓励，但不应强迫儿童必须吃哪种食物，对每一种食物都应保持中立的态度。

其次，父母要培养婴幼儿良好的作息习惯，为方便家庭生活，应该将其就餐安排在与家人同步或者接近的频率，并逐渐与家人三餐时间保持一致，应在两餐之间以及睡前额外增加一次喂养。

宝宝积食了怎么办？

张晔答

积食的症状一般有以下几点：口有异味；大便比较臭；大便次数增多，每次大便黏腻不爽；鼻梁两侧发青，舌苔变厚；嘴唇忽然变得很红；手心脚心发热；脸容易出现发红的现象；食欲紊乱不佳；夜晚睡觉不踏实等。

缓解积食的家庭护理：调整饮食，保证饮食清淡、营养均衡。尽量在饭后给宝宝做适当的运动，这样有助于加速消化。给宝宝做适量的按摩，揉膻中穴，也可以捏捏脊背。

儿童，自主进食不挑食，选健康零食

关键推荐

● 三餐合理，自主就餐，培养良好的饮食习惯。
● 儿童食材的烹饪方法需特别注意。
● 每天饮奶，足量饮水，正确选择零食。

三餐合理，自主就餐，培养良好的饮食习惯

学龄前儿童的消化系统结构和功能仍处于发育阶段，一日三餐的合理性和规律性是培养其健康饮食的必要基础。

早餐

搭配合理，即粗细搭配、干稀搭配、荤素搭配。应该有谷类、豆制品类、奶类、蛋类、肉类、蔬菜、水果等，使食物蛋白质中的8种必需氨基酸组成比例趋于平衡，营养互补。儿童脾胃娇嫩，食物宜热吃不宜冷吃，热吃可以更好地保护儿童脾胃的消化能力。比如牛奶燕麦片＋煮鸡蛋＋炒时蔬。

午餐

午餐摄取的能量应该占全天摄入能量的30%~40%。午餐应该增加蛋白质的摄入量，主食多样化，适量搭配水果蔬菜。比如八宝饭＋鲫鱼豆腐汤＋胡萝卜西蓝花炒山药＋苹果。

儿童不宜饭后立即入睡，因为饭后消化系统处于工作状态，立马午睡会降低消化功能，饭后至少应等20分钟再午睡。

晚餐

最佳的进餐时间为18:00点，晚餐后运动量相对减少，可减少蛋白质脂肪类食物的摄入，晚餐吃八分饱即可。比如香菇鸡肉粥＋耗油生菜＋松仁玉米。

儿童的吃饭时间为什么不宜超过30分钟?

患龋齿的儿童一般都有一个不好的习惯,就是用餐时间长。如果食物在嘴里停留时间超过30分钟,容易造成牙周细菌的滋生,增加患蛀牙龋齿的机会。另外,用餐时间超过30分钟,食物的味道会变差,影响儿童再进食,造成恶性循环,而且食物变凉还会影响消化,久而久之会诱发胃肠疾病等。

注意食材烹饪方式,做更适合儿童的食物

在为幼儿烹饪加工食物时,应尽量保证食物的原汁原味,让孩子首先品尝和接纳各种食材的自然味道。从小培养儿童清淡口味,也有助于形成一生的饮食习惯。调料的选择应以天然新鲜香料(如葱、姜、蒜、洋葱)和新鲜果蔬(如番茄汁、柠檬汁)等进行调味。

在烹调方式上,宜采用蒸、煮、炖、煨等方式,尽量少油炸、烤、煎的方式。三岁以下幼儿宜单独烹调,以易于咀嚼、吞咽、消化为原则。

张晔说营养

香菇磨成粉是一味不错的宝宝辅食调料

香菇粉的制作方法:香菇洗净,切成薄片,放入烤盘,热循环风档,100℃左右烤20分钟,充分烘干水分。等香菇晾凉了再用辅食机打成香菇粉。过筛两遍,保留细末。装在密封罐内保存。

每天饮奶,足量饮水,正确选择零食

奶及奶制品中钙含量丰富,为保证骨骼成长需要,儿童每天要保证喝奶及奶制品300毫升,可以选择配方奶粉、鲜奶、酸奶、奶酪等。

2~5岁儿童新陈代谢旺盛,活动量多,水分需求量也大,建议每天饮用白开水800~1400毫升,不喝或少喝含糖饮料,更不能以饮料代替白开水。

零食应作为正餐的补充,以不影响正餐为原则。父母可以适宜给儿童选择新鲜天然、易消化的食物,如奶制品、水果、蔬菜、坚果、豆类食物。少选油炸和膨化食品。时间上应安排合理,加在两餐之间,量不宜过多。

青少年，健康饮食，智力体格正常发育

- 三餐合理，规律进餐，培养健康饮食习惯。
- 常吃对视力有利的蔬果，防控青少年视力下降。
- 合理调整膳食，保持体重适宜增长。

合理规律就餐，培养健康饮食习惯

青少年的消化系统和功能仍处于发育阶段，合理、规律的一日三餐是培养健康饮食习惯的基本。青少年在此阶段应饮食清淡，少在外就餐，尽量不吃油炸、膨化、腌制、罐头类及含糖量高的食品。

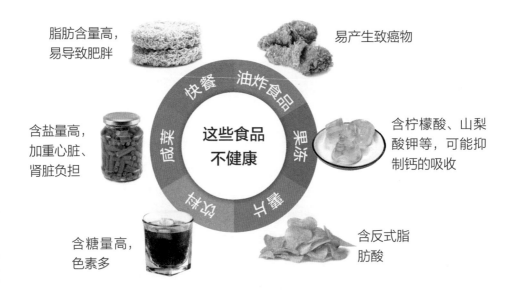

脂肪含量高，易导致肥胖

易产生致癌物

含盐量高，加重心脏、肾脏负担

含柠檬酸、山梨酸钾等，可能抑制钙的吸收

含糖量高，色素多

含反式脂肪酸

快餐　油炸食品　果冻　薯片　饮料　腌菜

这些食品不健康

合理选择零食，尽量选择健康零食。作为两餐之间的能力补给，零食也有必要。家长可以培养孩子选择一些水果、坚果、奶制品、谷薯类等，作为营养和能量的补充。

常吃对视力有利的食物，养成良好用眼习惯

菠菜、菜花、洋葱 ▶ 富含叶黄素　　鲑鱼、三文鱼 ▶ 富含 DHA

玉米、南瓜、橙子 ▶ 富含玉米黄素

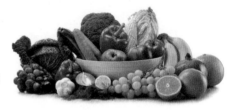

猕猴桃、鲜枣、葡萄柚 ▶ 富含维生素 C

胡萝卜、南瓜、苹果 ▶ 富含 β 胡萝卜素（β 胡萝卜素在体内转化成维生素 A）

青少年应保持体重适宜增长

适宜的身高和体重增长是营养均衡的体现，营养不良和超重肥胖是青少年阶段主要的两大问题。

营养不良的青少年，要在保证能量摄入充足的基础上，增加鱼、禽、蛋、肉、豆制品的摄入；每天食用奶及奶制品，每天吃新鲜的蔬菜和水果；保证一日三餐，纠正偏食、挑食、甚至过度节食的不健康饮食行为。

超重肥胖的儿童，要在保证正常发育的前提下，调整饮食结构、控制总能量摄入，减少高脂肪、高能量、高糖食物的摄入；做到食物多样化，适当多吃杂粮、蔬菜水果及豆制品；同时合理安排三餐，避免零食和含糖饮料。

家长在调整青少年饮食的同时，也应培养青少年的运动习惯和兴趣，适宜的运动能够促进青少年的骨骼发育，燃烧脂肪，预防肥胖超重。只要身体发育正常的青少年可根据自己的爱好、身体条件，参加多种多样的体育锻炼，如跑步、游泳、球类、体操、武术等。

老年人，少食多餐、清淡细软

关键推荐

- 少食多餐、清淡细软，食物多样化，预防营养缺乏。
- 低盐饮食，对老年人好处多。
- 摄入充足食物，鼓励陪伴进餐。
- 延缓肌肉衰减，维持适宜体重。

少食多餐，预防营养缺乏

老年人的咀嚼能力下降，肠道的蠕动也相对减弱，对食物的消化吸收能力降低，很容易出现营养缺乏和各种慢性病，因此老年人的营养更需要关注。针对老年人的身体特点，合理膳食、均衡营养，有利于减少骨质疏松、贫血等高发疾病的发生。

老人膳食食物应该多样化，保证食物摄入充足。消化功能较低的老年人应制作细软食物，多吃易咀嚼和消化的食物，有营养的汤、粥是最为适宜的食物。少食多餐，每天进食5~6餐，以保证各类营养元素的摄入，鸡、鱼、肉、蛋和果蔬要注意烹饪方法和合理搭配，多采用蒸、炖、煮、焖等烹饪方法，少用煎、炸和熏烤，以免造成吞咽困难和增加消化负担。

老年人适合吃哪些肉类？

张晔答

老年人的消化能力降低，肉类应该选择鸡、鸭等禽肉和鱼类，脂肪含量相对较低，并且最好采用蒸、炖等少油方法烹饪，做得软烂些。

建议老年人低盐饮食

钠盐是引起血压升高的一个主要诱因，控制体内钠的含量能帮助维持血压正常，这就需要平时坚持低盐、清淡饮食。一般正常人每日用盐量应在 6 克以下，高血压患者应控制在 5 克以下，病情较重、有并发症者需控制在 3 克以下，甚至无盐饮食。同时适当多吃含钙、含钾丰富的食物也是帮助排除体内多余钠盐的有效途径。

积极户外活动，控制好体重

很多老年人有发福现象，体重过高容易发生冠心病、糖尿病、高血压等疾病，应该将体重控制在合理范围内。一方面是控制饮食热量摄入，另一方面要增加身体活动量。

适当的运动不仅能控制体重，还能促进消化，有益肠道健康。户外活动能更好地接受紫外线照射，有利于体内维生素 D 的合成和延缓骨质疏松症的发展。因此，老年人应有意识地主动运动。老年人不应过度苛求减重，应维持体重在一个稳定水平，预防慢性疾病的发生和发展。

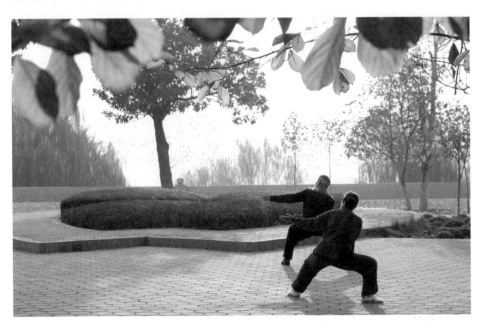

素食人群,
注意增加黄豆及其制品的摄入

关键
推荐
- 摄入多种多样的谷物和薯类,补充营养素。
- 素食人群,黄豆及其豆制品是优质蛋白质的主要来源。
- 根据烹饪方式选择食用油,能较好补充不饱和脂肪酸。

摄入多种多样的谷物和薯类

谷类食物含有丰富的碳水化合物等多种营养成分,是提供人体能量、B族维生素、矿物质、膳食纤维的主要来源。为了弥补因动物性食物带来的营养素不足,素食人群应注重食物多样化,同时适量增加谷类食物摄入量,保证每天至少摄入12种食物,每周至少摄入25种食物。素食人群每天摄入谷类食物总量要达到250~400克,并注意保持种类丰富,减少精白米面的比例,增加糙米、全麦粉等粗粮,以及土豆、红薯、芋头等薯类的比例。

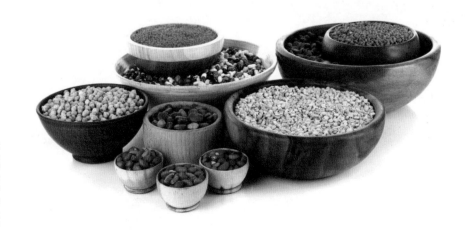

增加黄豆及豆制品的摄入量

黄豆有"素食中的肉"的美称，是素食者的营养佳品。除了富含优质蛋白质、不饱和脂肪酸、膳食纤维以外，还含有 B 族维生素、维生素 E、钾、钙和铁等多种物质。黄豆及其制品所提供的优质蛋白质可以媲美动物性蛋白质，应成为素食人群获取蛋白质的主要途径。黄豆的摄入量每天要达到 50~80 克才能满足需要，其中最好包括 5~10 克的发酵豆制品，如纳豆、味噌等，发酵豆制品可同时提供维生素 B_{12}。

黄豆的制品多种多样，如豆浆、豆腐、豆干、豆腐皮、黄豆芽等，不同的烹调对其蛋白质的消化率也会有明显的影响。整粒煮熟的黄豆的蛋白质消化率仅为 65% 左右，但加工成豆浆或豆腐后，消化率可提高到 80% 以上，因此豆制品比整粒煮熟的大豆营养价值更高。

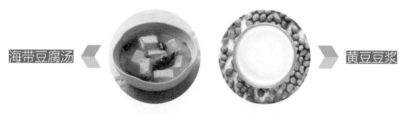

海带豆腐汤 ◀ ▶ 黄豆豆浆

正确选择食用油，补充不饱和脂肪酸

人体对脂肪酸的需求是多样化的，特别是需满足必需脂肪酸的需要。因此建议素食人群经常变更不同种类的食用油。

素食人群的 n-3 不饱和脂肪酸更易缺乏，亚麻籽油和紫苏油中 α-亚麻酸含量最为丰富，是素食人群膳食 n-3 不饱和脂肪酸的主要来源。由于不饱和脂肪酸极易氧化，食用它们时应适量增加维生素 E 的摄入量。烹饪时可根据所需温度和耐热性来选择食用油，玉米油、大豆油、葵花籽油适合烹炒，亚麻籽油和紫苏油适合凉拌，调和油适合煎炸。

张晔说营养

压榨植物油更好

压榨的油是借助机械外力，将油脂从原料中挤压出来。这种方法属于物理方法，不会引入更多的杂质，食用起来更安全、更有营养，质量较纯正。在购买植物油时，要注意看标签上是否有"压榨"标志。

四季主要时令蔬菜和水果

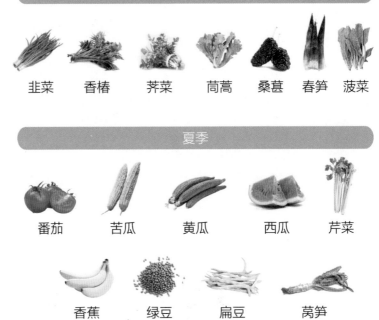

春季

韭菜　香椿　荠菜　茼蒿　桑葚　春笋　菠菜

夏季

番茄　苦瓜　黄瓜　西瓜　芹菜

香蕉　绿豆　扁豆　莴笋

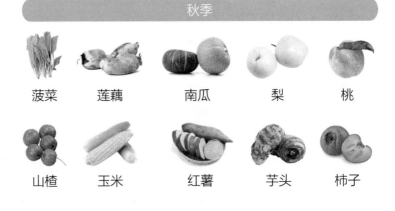

秋季

菠菜　莲藕　南瓜　梨　桃

山楂　玉米　红薯　芋头　柿子

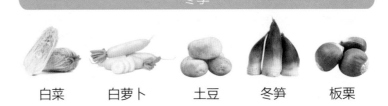

冬季

白菜　白萝卜　土豆　冬笋　板栗

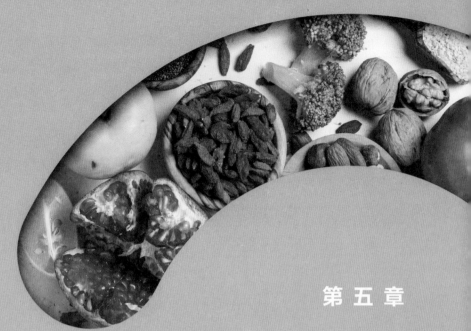

第 五 章

魔力营养
摆脱困扰病症

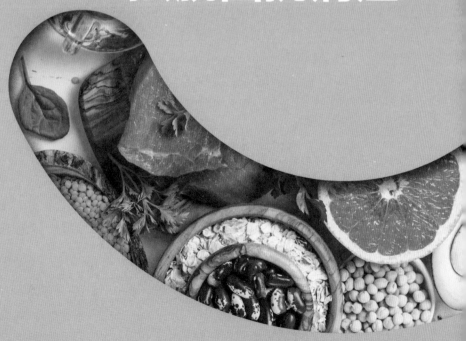

眼睛疲劳

推荐补充维生素 A 和花青素

主 要 症 状 | 眼干 ☑　眼涩 ☑　眼酸胀 ☑　视物模糊 ☑
视力下降 ☑

必需营养素 | 维生素 A ☑　B 族维生素 ☑　花青素 ☑
优质蛋白质 ☑

饮食原则

❶ 补充"眼睛的维生素"——维生素 A。鳗鱼、动物肝脏和黄绿色蔬菜等食物中含有丰富的维生素 A，对眼睛健康有重要作用。多食这些食物能够增加眼泪的分泌量，使眼膜保持湿润，保护眼睛远离干燥。

❷ 补充 B 族维生素。B 族维生素是维持并参与视神经细胞代谢的重要物质，如果缺乏，眼睛就会干涩，甚至引发视神经炎症。日常多食豆类、瘦肉、蛋黄等富含 B 族维生素的食物。

❸ 补充花青素。花青素属于多酚中的一种，可以促进视网膜中视紫红质的再合成，帮助缓解眼睛疲劳，提高眼睛机能。富含花青素的食物有蓝莓、葡萄、红紫苏、茄子等蔬果。

❹ 补充优质蛋白质。保护视力应补充足够的优质蛋白质。视网膜上专门负责暗视觉的细胞含有特殊的视紫质，对微弱光线极为敏感。视紫质是由蛋白质和维生素 A 合成的，一旦缺乏便会引起夜盲症、白内障等眼部疾病。富含蛋白质的食物有鸡肉、虾、鸡蛋、黄豆等。

推荐食物

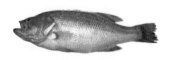

鱼肉

鱼肉含有优质蛋白质，而且脂肪里含有大量的不饱和脂肪酸，如EPA、DHA，能够促进大脑发育、保护视力，对眼睛有益。

美味食谱：清蒸鲈鱼、西湖醋鱼

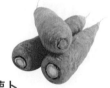

胡萝卜

胡萝卜含有丰富的β-胡萝卜素，在体内能够转化为维生素A，能帮助保持眼睛的润滑及透明度，促进眼睛的健康。

美味食谱：胡萝卜枸杞豆浆、炒胡萝卜丝

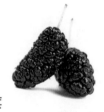

桑葚

《本草纲目》记载，桑葚有补血、益肾、明目、乌发的作用，能滋养肝肾，适用于肝肾亏虚引起的头晕目眩、视力下降。

美味食谱：菊花枸杞桑葚饮、桑葚粥

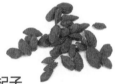

枸杞子

中医认为，枸杞子具有补血养肝、滋阴养神的作用。日常可用枸杞子泡水来喝。

美味食谱：枸杞黑芝麻粥、党参枸杞煲乌鸡

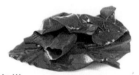

海带

海带含有甘露醇，有利尿作用，可减轻眼内压力，对于辅助治疗急性青光眼有良好的功效。

美味食谱：海带萝卜汤、凉拌海带丝

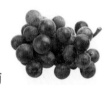

葡萄

葡萄含有丰富的花青素，眼睛疲劳时可以适当吃一些。

美味食谱：葡萄果酱、葡萄果汁

明目护眼有哪些小窍门？

（张晔答）

1. 看书、看电视或使用电脑时，每45分钟至少要休息10分钟，可以闭着眼睛，或看看远方，也可以闭上眼睛用温毛巾热敷双眼。

2. 进行有氧运动。有氧运动可降低眼压，进而减少发生青光眼的概率。每周应坚持3次、每次30分钟的锻炼，如散步、慢跑。

记忆力衰退

补充卵磷脂、谷氨酸

主 要 症 状 | 易忘 ☑ 易怒 ☑ 焦虑 ☑ 易疲劳 ☑
必需营养素 | 卵磷脂 ☑ 蛋白质 ☑ Ω-3脂肪酸 ☑ 维生素 ☑
微量元素 ☑

饮食原则

① 补充富含卵磷脂的食物，如黄豆、豆制品、蛋黄等，能促进脑内神经传达物质的合成，提高记忆力和注意力。

② 常吃含优质蛋白质的豆类制品。黄豆中富含人脑所需的优质蛋白质和8种必需的氨基酸，这些物质都有助于增强脑血管的机能。另外，黄豆还含有卵磷脂、丰富的维生素及其他矿物质，特别适合脑力工作者。

③ 补充 Ω-3 脂肪酸。Ω-3 脂肪酸对神经系统有保护作用，有助于健脑。研究表明，鱼类中富含 Ω-3 脂肪酸，吃鱼有助于加强神经细胞的活跃程度，从而提高学习和记忆能力。

④ 补充维生素和微量元素。人体内的维生素对于保持认知能力至关重要。其中，维生素 B_6 对于降低同型半胱氨酸水平具有作用；维生素 C 和微量元素锰对提高人的记忆力有帮助；酪氨酸可使人精力充沛、注意力集中，并能提高人的创造能力。

推荐食物

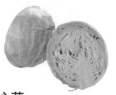

卷心菜

卷心菜中含丰富的谷氨酸，有增强记忆力、提神醒脑的作用。

美味食谱：手撕卷心菜、卷心菜木耳粥

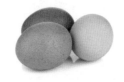

鸡蛋

鸡蛋富含人体所需的氨基酸，蛋黄富含卵磷脂，适合脑力工作者。

美味食谱：番茄炒蛋、胡萝卜鸡蛋饼

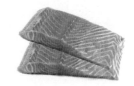

三文鱼

三文鱼富含 Ω-3 脂肪酸，有增强脑功能、预防视力减退等功能。

美味食谱：三文鱼沙拉、香煎三文鱼

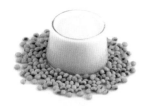

黄豆及其制品

黄豆及其制品中富含卵磷脂，卵磷脂中的胆碱进入人体内后会转化为乙酰胆碱，能提高记忆力和注意力。

美味食谱：炒黄豆

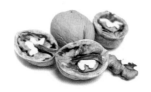

核桃

民间一直流传核桃补脑的说法，来自于中医提倡的"以形补形"。现代营养学认为，核桃中含有大量的不饱和脂肪酸，能帮助消除大脑疲劳。

美味食谱：核桃小米粥、琥珀核桃

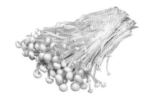

金针菇

金针菇中赖氨酸的含量较多，能够帮助加强记忆、开发智力。经常食用金针菇，对增强思维能力有裨益。

美味食谱：凉拌金针菇、培根金针菇卷

太甜的食物会干扰大脑思考吗？

（张晔答）

太甜的食物会干扰大脑思考。吃过多太甜的食物会干扰脑部思考和产生情绪的过程，且长期摄取高糖分饮食，会让人记忆力、学习能力变差，建议应少吃甜点、碳酸饮料等高糖分食物。

魔力营养
摆脱困扰病症

骨质疏松 积极食用富含钙的食物

主要症状	腰背痛 ☑ 身高缩短、驼背 ☑ 易骨折 ☑ 胸闷气短 ☑
常见并发症	骨折 ☑ 驼背 ☑ 关节疼痛 ☑
必需营养素	钙 ☑ 镁 ☑ 维生素 D ☑ 维生素 C ☑ 优质蛋白质 ☑

饮食原则

❶ 缺钙会引起骨质疏松。平时多食用富含钙的牛奶、黄豆等食物可使骨密度提高。富含钙质的食物有乳制品、油菜、芝麻、虾皮等。

❷ 维生素 D 与钙不可分割。要知道"补钙"与"钙吸收"是两回事，补钙的同时需要补充可促进钙吸收的维生素 D，使钙质被充分吸收与利用。富含维生素 D 的食物有三文鱼、木耳、香菇等。

❸ 注重镁的补充。镁能使钙平衡地分配到骨骼中，机体缺乏镁，会造成钙大量流失。因此，补钙的同时也要注重镁的摄入，富含镁的食物主要来自深色蔬菜、粗粮和坚果等。

❹ 保证足够的维生素 C。维生素 C 可避免骨骼中钙质流失，参与骨基质中胶原的合成，维持骨密度；还能增强成骨细胞活性，促进骨形成。西蓝花、猕猴桃、橙子等蔬果均富含维生素 C。

❺ 选择优质蛋白质。蛋白质是构成骨骼有机基质的基础原料。动物性食物和大豆中的蛋白质所含的人体必需氨基酸种类齐全、数量充足、比例适宜，属于优质蛋白，因此尽量选择优质猪瘦肉、牛瘦肉、黄豆及豆制品补充蛋白质。

张晔说营养

多吃蔬菜也有利于补钙

很多人都误以为蔬菜跟补钙关系不大，很少注意补充蔬菜。他们以为蔬菜里面只有些膳食纤维和维生素，与骨骼健康无关。实际上，蔬菜不仅含有大量的钾、镁等元素，可帮助维持酸碱平衡，减少钙的流失，本身还含有不少钙。绿叶蔬菜大多是钙的中等来源，如小油菜、小白菜、芥蓝、芹菜等，都是不可忽视的补钙蔬菜。

推荐食物

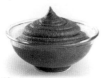

芝麻酱

芝麻酱含钙量极高，经常食用对骨骼、牙齿的发育都极为有益。

美味食谱：芝麻酱花卷、怪味麻酱面

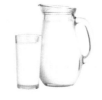

牛奶

牛奶中乳糖、维生素 D、氨基酸都能促进钙的吸收，是补钙的首选食物，其富含的蛋白质是优质蛋白的极好来源。

美味食谱：牛奶炖蛋、牛奶炖桃胶

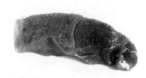

猪瘦肉

猪瘦肉含有丰富的优质蛋白，也是 B 族维生素的良好来源，尤其是维生素 B_1、钙、铁、磷含量很高，能够有效防治骨质疏松。

美味食谱：金针菇瘦肉汤、香菇瘦肉粥

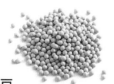

黄豆

黄豆蛋白质的氨基酸组成和动物蛋白质类似，其中氨基酸比较接近人体需要的比值，容易被消化吸收，有益于补充人体骨骼所需的蛋白质。

美味食谱：黄豆猪骨汤、莲藕黄豆排骨汤

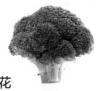

西蓝花

西蓝花营养丰富，富含蛋白质、碳水化合物、脂肪、矿物质、维生素 C 和胡萝卜素等，可有效调节人体酸碱平衡，有助于骨骼健康。

美味食谱：蒜蓉西蓝花、西蓝花炒虾仁

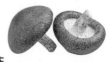

香菇

香菇含丰富的维生素 D，能促进人体对钙的吸收，经常食用，可防止人体因缺乏维生素 D 而引起的血磷、血钙代谢失常，对预防佝偻病有一定作用。

美味食谱：香菇扒豆腐、香菇炒牛肉

喝牛奶腹胀的人怎么缓解？

张晔答

首先，在喝牛奶的时候可以采取少量多次的原则，让肠道逐渐习惯，尽量克服乳糖不耐受。

其次，可以用酸奶代替牛奶，因为酸奶是经过发酵的奶，在发酵过程中乳糖已经被分解为乳酸，乳糖不耐受的人适合饮用。还可以选择乳糖含量极低的低乳糖牛奶，比如舒化奶。

魔力营养
摆脱困扰病症

感冒

多食富含维生素 C 的食物

主要症状 | 风寒感冒：发热 ☑ 怕冷 ☑ 咽痒 ☑ 咳嗽痰稀 ☑
　　　　　　风热感冒：头痛 ☑ 发热 ☑ 怕风 ☑ 微出汗 ☑
常见并发症 | 肺内感染 ☑ 中耳炎 ☑ 心肌炎 ☑
必需营养素 | 维生素 C ☑

饮食原则

❶ 感冒起始应多喝白开水或淡的绿茶，后期应适量增加新鲜水果的摄入量。

❷ 饮食宜清淡、易消化，满足营养需要的同时，还可以增进食欲。

❸ 红枣汁、鲜橙汁、西瓜汁等酸性果汁可以促进胃液分泌，增进食欲，抵抗感冒。

❹ 维生素 C 具有抗菌作用，可增加白细胞的数量及活性，增强免疫功能，对抗自由基对人体组织的破坏，协助减轻感冒症状。补充维生素 C 可以多吃柠檬、橘子、橙子、番茄、猕猴桃等水果，也可以将这些水果打制成果汁饮用。

❺ 刺激性强的调味品如咖喱粉、胡椒粉、辣椒粉等，会导致呼吸道黏膜干燥、痉挛，引起鼻塞、呛咳等，加重病人的症状，感冒患者勿食。

❻ 对风寒引起的感冒，生冷性凉的瓜果应忌食。

❼ 忌吃滋补、油腻、酸涩食物。

❽ 宜少盐少糖，不宜吃咸鱼、咸肉等重盐食物和糖果等甜食。

张晔说营养

风寒感冒喝点葱须红糖水

风寒感冒可以试试葱须红糖水，效果比较明显。拿 2~3 根大葱，取葱白和葱须子，放锅里加 400~500 毫升水，盖上锅盖熬成葱须水，大约熬 15 分钟后，葱须水剩 200~300 毫升时盛到碗里，加 15 克红糖化开，趁热喝下，然后赶紧躺进被窝捂汗，没出汗之前不要掀开被子。

推荐食物

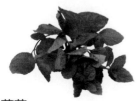

薄荷

薄荷富含薄荷油，治疗风热感冒效果很好，能抑制发热和呼吸道黏膜发炎，并促进排汗，对感冒引起的呼吸道症状，如干咳、气喘等有抑制作用。

美味食谱：薄荷鸡蛋饼、西瓜薄荷饮

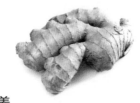

姜

姜性味辛温，发散解表，属于解表药。姜中含有姜醇、姜烯、水芹烯、姜辣素等成分，能消炎、散寒、发汗，缓解流鼻涕等感冒症状，更适合风寒感冒患者。

美味食谱：胡萝卜苹果姜汁、生姜粥

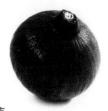

洋葱

洋葱鳞茎和叶子含有一种名为硫化丙烯的油脂性挥发物，具有辛辣味，这种物质能抗寒，抵御流感病毒，有较强的杀菌作用。

美味食谱：洋葱芹菜菠萝汁、洋葱银耳羹

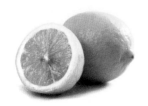

柠檬

柠檬富含维生素C，可以抗菌及提升机体抵御疾病的能力，还有开胃消食、生津止渴及清热化痰的功效，用于风热感冒较为合适。

美味食谱：葡萄柠檬汁、柠檬芝士蛋糕

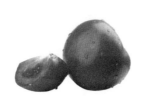

番茄

番茄富含维生素C，可增强人体的免疫力，防治感冒。

美味食谱：番茄洋葱鸡蛋汤、番茄炒鸡蛋

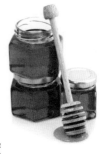

蜂蜜

蜂蜜尤其是蜂王浆蜜，含有的生物活性物质能刺激免疫系统，增强中性白细胞和巨噬细胞的吞噬作用，提高人体的抵抗力。

美味食谱：蜂蜜油菜汁、蜜汁糖藕

魔力营养
摆脱困扰病症

咳嗽 补充维生素 C

主 要 症 状	风寒咳嗽：舌苔发白 ☑ 痰稀 ☑
	风热咳嗽：舌苔发红或发黄 ☑ 痰质黄稠 ☑
常见并发症	支气管炎 ☑ 呼吸道感染 ☑
必需营养素	维生素 C ☑

饮食原则

❶ 咳嗽期间的饮食，要以清淡为主，但同时要保证富含营养且易消化、吸收。若幼儿食欲不佳，可做一些味道清淡的菜粥、片汤、面汤之类的易消化食物，既有利于宝宝进食，又能够补充体力，加快身体恢复。

❷ 摄入维生素 C 有利于止咳。维生素 C 可帮助提高身体的免疫力、缓解咳嗽，帮助身体尽早恢复健康。柑橘、猕猴桃、甜椒、西蓝花等果蔬中含有丰富的维生素 C。

❸ 宜少盐少糖。咳嗽严重者应慎食酸甜水果。

❹ 不吃或少吃油煎、油炸的食物，不吃冷饮或冷冻食品。

❺ 要喝足够的水，以满足身体的生理代谢需要。因为充足的水分可帮助稀释痰液，使痰易于咳出，最好是白开水，绝不能用各种饮料来代替白开水。也可在白开水中加入一些新鲜梨汁，对润肺止咳大有好处。

❻ 过敏体质者，尤其是儿童，在咳嗽期间，尽量少吃发物以及辛辣刺激性食物。

❼ 儿童咳嗽时需要注意，不要给体质虚弱的孩子食用补品；咳嗽期间宜选择易消化的食物；如果有痰，宜多喝温热的饮料，最好是温开水或温的牛奶、米汤等。

推荐食物

梨

梨所含的苷类及鞣酸等成分，能祛痰止咳，对咽喉有良好的养护作用。

美味食谱：银耳枸杞雪梨汤、薏米雪梨粥

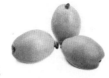

枇杷

枇杷中含有苦杏仁苷，有清肺、润燥、止咳的功效。苦杏仁苷还能够提高肺功能，增强机体抗病能力。

美味食谱：枇杷膏、枇杷汁

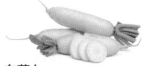

白萝卜

中医学认为，白萝卜性凉，味甘、辛，具有润肺、止咳、化痰的作用。

美味食谱：白萝卜山药粥、冰糖萝卜

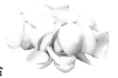

百合

百合具有清肺止咳的功效，因为其鲜品中含黏液质，有镇静止咳作用，可增强上呼吸道免疫力，中医常用来治疗肺燥或肺热咳嗽等症。

美味食谱：百合炖香蕉、百合粥

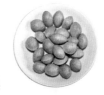

白果

白果具有敛肺气、定喘咳的功效，对于肺病咳嗽、老人体虚哮喘及各种哮喘痰多症均有辅助食疗作用。

美味食谱：盐烤白果、白果玉米排骨汤

罗汉果

中医学认为，罗汉果味甘、酸，性凉，有生津止咳、润肺化痰等功效，其含有的 D- 甘露醇有止咳作用，经常用于治疗痰热咳嗽、咽喉肿痛、消渴烦躁等症。

美味食谱：罗汉果薄荷凉茶、罗汉果粳米粥

咳嗽有哪些禁忌事项？

张晔答

1. 忌食甜食和咸食，吃咸易诱发咳嗽致使咳嗽加重；吃甜助热生痰。

2. 忌食含油脂较多的食物，如花生、瓜子、巧克力等，食后易滋生痰液，使咳嗽加重。

3. 忌食肥甘、厚味、油腻食物，因这些食物易内伤脾胃，产生内热而加重病情。

便秘分弛缓性和痉挛性

补充的膳食纤维不一样

主 要 症 状	排便费力 ☑ 大便干结 ☑ 便量减少 ☑ 排便次数减少 ☑
常见并发症	直肠炎 ☑ 肛裂 ☑ 痔疮 ☑
必需营养素	B 族维生素 ☑ 膳食纤维 ☑ 不饱和脂肪酸 ☑ 水 ☑

饮食原则

❶ 不同类型的便秘补充不同的膳食纤维。弛缓性便秘由于肠道蠕动弱、粪便移动速度慢而引起，应补充不溶性膳食纤维含量多的食物，如全麦、谷物、豆类、根茎类、果皮、胡萝卜、柑橘等。痉挛性便秘是因为精神紧张或压力大引起的，应补充水溶性膳食纤维，如海藻类食物等。

❷ 水分要充足（每天 1500~1700毫升）。可选择白开水、果汁、菜汤、杂粮粥、杂豆粥等，有利于保持肠道通畅，增加肠道内水分，促进排便。注意便秘期间喝水要大口大口地喝，吞咽动作快一些，使水能够尽快地到达结肠，刺激肠蠕动。

❸ 适当补充 B 族维生素。B 族维生素（豆类、绿叶蔬菜）可促进肠胃蠕动，增强肠道的紧张力，防止大便干结。

❹ 适量食用含不饱和脂肪酸（25~30 克）的食物。便秘的人应适量吃些腰果等富含不饱和脂肪酸的食物，烹饪宜选橄榄油等，可以起到润肠通便的作用。

❺ 常喝酸奶。酸奶富含的乳酸菌能够产生大量乳酸，可促进肠道蠕动，并抑制有害菌群繁殖，使大便及时排出体外，对改善便秘、维持肠壁表面菌群平衡功效显著。

❻ 远离辣椒、芥末、酒等辛辣刺激性食物。这些食物易使人上火，消耗体液，使大便干硬，加重便秘。

推荐食物

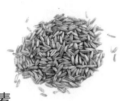

燕麦

燕麦富含膳食纤维，能调节肠道菌群，还可促进肠胃蠕动，防止便秘。

美味食谱：牛奶燕麦粥、草莓燕麦粥

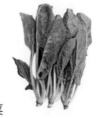

菠菜

菠菜含有大量的膳食纤维，能促进肠道蠕动，具有助消化的作用，利于排便。

美味食谱：番茄菠菜鸡蛋汤、凉拌菠菜

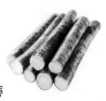

牛蒡

牛蒡中膳食纤维含量很高，其中的菊糖能增加肠道益生菌的数量，刺激肠道蠕动，调整肠道功能。

美味食谱：牛蒡莲藕排骨汤、牛蒡海带羹

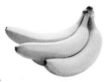

香蕉

香蕉（熟透的）含有的水溶性膳食纤维能促进肠蠕动，起到润肠通便的作用，但是一定是熟透的香蕉才有效。

美味食谱：香蕉沙拉、香蕉豆浆

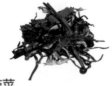

裙带菜

裙带菜中含丰富的海藻酸，可以给予肠道温和的刺激，促进排便。

美味食谱：凉拌裙带菜、裙带菜排骨汤

酸奶

酸奶能够促进消化吸收，增强肠胃的消化功能；酸奶里的乳酸菌能够维护肠道菌群平衡，令肠道环境得以改善，可有效缓解慢性便秘。

美味食谱：酸奶青木瓜汁、什锦酸奶

发酵食品能改善便秘吗？

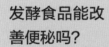

张晔答

　　对待宿便，多吃发酵食品是个很好的办法，如酸奶、纳豆等，这些食品含有丰富的益生菌，对改善肠内环境大有好处，还能维护皮肤健康，有助于 B 族维生素的合成，同时刺激并提高身体的免疫功能，抑制病菌在肠内繁殖。

第五章
魔力营养
摆脱困扰病症

缺铁性贫血
积极摄取构成血红蛋白的铁

主要症状 ｜ 乏力 ☑ 头晕眼花 ☑ 心悸气短 ☑ 脱发 ☑
面色苍白 ☑
常见并发症 ｜ 指甲变平 ☑ 指甲凹下呈勺状 ☑
必需营养素 ｜ 铁 ☑ 维生素 ☑ 蛋白质 ☑

饮食原则

❶ 补充铁质。缺铁性贫血是临床上较常见的一种贫血。因此，应多食用含铁质丰富的食物如猪肝、海带、鱼肉、牛肉等。

❷ 供给充足的维生素 B_{12} 和叶酸。这两种物质都是红细胞发育不可缺少的物质。维生素 B_{12} 主要存在于动物性蛋白中，如蛋黄、肝、肾、瘦肉等；绿叶蔬菜、茶中含有丰富的叶酸，平时只要注意多吃动物蛋白和绿叶蔬菜，适当喝茶，就可以提供身体所需要的维生素 B_{12} 和叶酸。

❸ 供给足量的蛋白质和维生素 C。蛋白质是构成红细胞和血红蛋白的物质基础。所以，贫血患者应采用高蛋白饮食，如牛奶、蛋黄、瘦肉、鱼虾、豆类及豆制品等。维生素 C 的缺乏会影响铁的吸收，因此还要多吃些蔬菜、水果等，以使机体摄入充足的维生素。

❹ 创造酸性环境。贫血患者一般胃酸都比较少，可经常吃些能刺激胃酸分泌的食物，如肉汤、醋、酸牛奶、酸菜、番茄、苹果、柑橘、猕猴桃及山楂等，以促进铁质的吸收利用。

张晔说营养

出现明显缺铁症状时，可服用铁剂

对某些人来说，日常仅从饮食中摄取的铁质，有时还不能满足身体的需要。对于一些中、重度缺铁性贫血的人来说，可在医生的指导下选择摄入胃肠容易接受和吸收的铁剂。

推荐食物

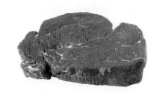

猪肝

猪肝含有丰富的铁质和维生素A，对缺铁性贫血的治疗很有帮助。

美味食谱：菠菜炒猪肝、核桃猪肝粥

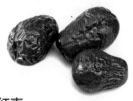

牛肉

牛肉富含肌氨酸、铁等，可补铁、补血，同时补虚暖胃，提高机体的抵抗力。

美味食谱：土豆炖牛肉、铁板牛柳

红枣

红枣富含钙、铁、维生素C，对预防贫血、骨质疏松有一定作用。

美味食谱：黑米红枣粥、南瓜红枣汤

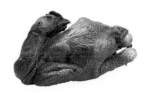

乌鸡

乌鸡含铁和铜等元素较为丰富，且血清总蛋白、维生素E、维生素A的含量均高于普通肉鸡。乌鸡具有补肝肾、益气血等功效，煨汤或炖食味道鲜美，还能补血。

美味食谱：山药莲子炖乌鸡、红枣蒸乌鸡

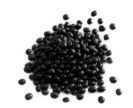

黑豆

中国古时向来认为吃豆有益。中医认为，黑豆有助于让人头发变黑，其实黑豆还可以生血。黑豆的吃法随个人喜好，如果是在产后，建议用黑豆煮乌骨鸡。

美味食谱：黑豆排骨汤、山药芝麻黑豆浆

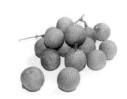

桂圆

桂圆除了含丰富的铁质外，还含有维生素A、B族维生素和葡萄糖、蔗糖等。补血的同时还能辅助治疗健忘、心悸、神经衰弱和失眠症。桂圆汤、桂圆胶、桂圆酒等也是很好的补血食物。

美味食谱：桂圆红枣粥、桂圆奶茶

更年期综合征
推荐摄取大豆异黄酮

主 要 症 状	月经紊乱 ☑　　阵发性潮热、出汗 ☑　　爱发脾气 ☑
	头晕、心悸、胸闷 ☑　　失眠、多虑 ☑
常见并发症	骨质疏松 ☑
必需营养素	大豆异黄酮 ☑　　钙 ☑

饮食原则

① 大豆异黄酮能提升雌性激素水平，缓解更年期症状，同时还能增加骨密度，预防骨质疏松。富含大豆异黄酮的食物有黄豆、豆浆、豆腐等。

② 选择优质蛋白质，补充蛋白质消耗，避免蛋白质缺乏。

③ 吃高钙食物。如低脂乳制品、小鱼干、深绿色叶菜或补充适量钙片，一方面减缓骨质流失；另一方面钙能镇静情绪、减轻焦虑，让人好入眠。

④ 三餐饮食定时定量，不可暴饮暴食。

⑤ 少食动物油及肥肉，可用植物油代替。

⑥ 多吃膳食纤维含量高的蔬菜和水果，比如芹菜、大白菜、苹果、橘子等。

⑦ 不宜饮酒过多。

张晔说营养

盐水黑豆对更年期有益

把 60 克黑豆淘净，入锅后加水，用大火烧沸，改用小火煮到黑豆熟烂，加盐即可，分 2 次吃完，每日早晚各吃 1 次。经常食用，对更年期综合征患者有益，并能缓解多汗、抑郁等症状。

推荐食物

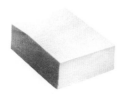

豆腐

豆腐是豆类蛋白含量最高的食物，能够降低胆固醇，还能减少妇女更年期的潮热反应，同时使骨骼健壮。

美味食谱：鲫鱼豆腐汤、家常豆腐

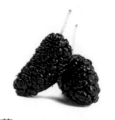

桑葚

桑葚富含胡萝卜素、维生素 B$_2$、钙、钾、铁等营养物质，有滋阴补肾的功效，可预防和缓解由肝肾阴亏引起的更年期症状。

美味食谱：自制桑葚酱、桑葚果汁

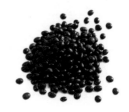

黑豆

黑豆中所含的大量植物性雌激素成分——异黄酮能够平衡体内的雌激素水平，延缓和防止与更年期密切相关的骨质疏松、潮红等状况的出现。

美味食谱：黑豆紫米粥、黑豆杜仲羊肾汤

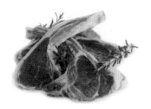

羊肉

羊肉可温补脾胃、肝肾，对更年期身体瘦弱、畏寒、腰膝酸软等症有效。

美味食谱：当归羊肉汤、鲜姜羊肉粥

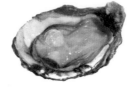

牡蛎

中医认为，牡蛎有养血滋阴的功效，对阴虚内热、烦热失眠、心神不安的更年期综合征患者来说，适量食用牡蛎，可延缓和减轻潮热、烦躁、抑郁、失眠等相关症状。

美味食谱：海带牡蛎汤、柚子拌牡蛎

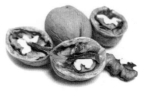

核桃

核桃一直是我国传统医学常用的药食两用佳品，营养丰富，具有安神健脑的作用，有利于安抚更年期综合征患者的烦躁情绪，促进睡眠。

美味食谱：花生核桃奶糊、核桃黑芝麻豆浆

腹泻

补水很关键

主要症状 ｜ 大便次数明显增多 ☑　粪便稀，气味酸臭 ☑
　　　　　　排便时有腹痛、下坠、里急后重感 ☑　发热或呕吐 ☑

常见并发症 ｜ 脱水 ☑

必需营养素 ｜ 水 ☑　B 族维生素 ☑　维生素 C ☑
　　　　　　钙 ☑　不饱和脂肪酸 ☑

饮食原则

❶ 低渣饮食。腹泻者应该选择低渣饮食，减少粪便对肠道的刺激，使肠道得到充分的休息，有助于肠道修复。

❷ 及时补充水分。腹泻会造成水分流失，严重时甚至脱水，所以腹泻期间一定要及时补充水分，可以选择生理盐水、果汁或菜汤。

❸ 保证钙、不饱和脂肪酸的供给。腹泻期间钙、不饱和脂肪酸会被大量带走，导致身体营养缺失，严重时甚至会引发其他疾病，要及时补充，如豆制品、蛋类等。

❹ 限制粗粮、豆类、蔬菜、水果、坚果等高纤维食物的摄入。烹饪时尽量将食物切碎、煮烂，使之易消化；注意每次进食的量不宜太多，应少食多餐；注意低纤维饮食一般容易导致维生素 C 缺乏，所以不宜长期食用。

❺ 及时补充维生素 C（如石榴、樱桃等）。

❻ 少吃油腻、辛辣、刺激性食物。养成良好的卫生习惯，并保持用餐环境的清洁。

张晔说营养

腹泻期间不要喝牛奶

腹泻期间不要喝牛奶，因为牛奶中含有乳糖，而腹泻的时候肠道无法分泌足够的乳糖酶来分解乳糖，分解不了的乳糖会刺激肠道，从而加重腹泻的症状，甚至引起胀气。

推荐食物

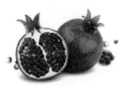

石榴

石榴含有生物碱、苹果酸等成分，有收敛、杀菌功效，具有较好的止泻作用。

美味食谱：石榴皮蜜汁、石榴开胃汁

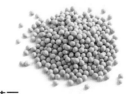

黄豆

黄豆富含Ｂ族维生素、维生素Ｃ和铁，能补充因腹泻而流失的营养。

美味食谱：五香煮黄豆、黑芝麻花生豆浆

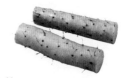

山药

山药可健脾胃，对腹泻有很好的抑制效果。

美味食谱：羊肉山药粥、山药糯米糊

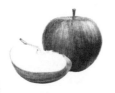

苹果

苹果含有大量有机酸和果胶，熟吃具有很好的收敛作用，可抑制细菌毒素的作用，对轻度腹泻有良好的缓解效果。

美味食谱：蒸苹果、苹果海带汤

大米

大米含有较为丰富的蛋白质，腹泻时不宜进食寒性、油性的食物，可适当进食一些大米，补充缺失的蛋白质。

美味食谱：三豆白米粥、大米小米粥

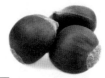

板栗

板栗健胃补肾，其富含的膳食纤维较为柔软，具有收敛肠胃的疗效，对调理腹泄有益。

美味食谱：板栗炖乌鸡、板栗排骨汤

腹泻时需要禁食吗？

张晔答

有的人为了减少腹泻次数，什么都不敢吃，这是不可取的。不论何种病因的腹泻，人体的消化道功能虽然降低了，但仍可消化吸收部分营养素，所以腹泻的人不需要禁食，可以食用添加含盐的米汤，或喂食新鲜蔬菜汁，以补充矿物质和维生素。

魔力营养
摆脱困扰病症

高血压 补钾、膳食纤维

主 要 症 状	头晕☑ 头痛☑ 心悸☑ 胸闷☑
常见并发症	肾病☑ 心脏病☑ 脑血栓☑ 脑出血☑
必需营养素	钾☑ 钙☑ 水☑ 膳食纤维☑

饮食原则

❶ 控制总热量。合理摄入蛋白质，减少脂肪和胆固醇的摄入，不吃肥肉，少吃动物肝脏、油腻食物和高脂肪食物。

❷ 控制钠的摄入。盐的主要成分是钠，每天盐的摄入总量不超过5克，同时注意减少含钠量高的调味料（如椒盐、豆豉、酱、蚝油、酱油等）的使用，酸菜、咸菜、泡菜等腌制食品含钠量也不低，应该少吃。

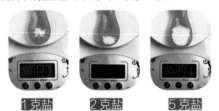

1克盐　　2克盐　　5克盐

❸ 适当多吃富含膳食纤维的食物。比如糙米、荞麦、玉米、小米、大麦、绿叶蔬菜、红豆、豌豆、红薯、海带、裙带菜等，有利于排除体内多余的钠，改善高血压。

❹ 增加钾的摄入。钾可以帮助排除体内多余的钠。含钾高的食物主要是各类蔬菜和水果，如菠菜、莴苣、黄瓜、笋、番茄、豌豆苗、土豆、橘子、柚子、香蕉等。

❺ 增加钙的摄入。钙有助于保持血压稳定、降低血脂、预防血栓。高钙食物有芹菜、菜花、甘蓝、紫菜、黄豆、豆腐、牛奶、酸奶等。

❻ 每天保证足够的饮水量。一般每日饮水2000毫升左右，以白开水为主，可以辅助花草茶或淡茶，以增加钾和抗氧化成分的摄入。

❼ 忌酒。酒不仅会使血压升高，而且会增加热量的摄入，还会引起体重增加，降低抗高血压药物的效果，所以高血压患者应远离酒精。

❽ 戒烟。香烟中的尼古丁等成分对健康影响很大，高血压患者吸烟容易增加急性心肌梗死和脑出血风险。

推荐食物

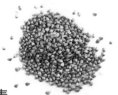

荞麦

荞麦富含芦丁和膳食纤维，能抑制血压上升，可抗氧化、降血压。

美味食谱：荞麦粥、荞麦面条

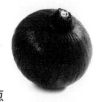

洋葱

洋葱含有前列腺素A，能扩张血管、降低血液黏度，有降血压的作用。

美味食谱：洋葱炒牛肉、洋葱炒木耳

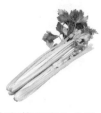

芹菜

芹菜含有黄酮类化合物，可降低毛细血管的通透性，增加血管弹性，防止毛细血管破裂。

美味食谱：西芹百合、香干芹菜

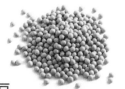

黄豆

黄豆富含钙、膳食纤维、异黄酮，可以排除多余的钠，保护血管健康、降血压。

美味食谱：卤黄豆、茴香黄豆

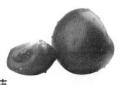

番茄

番茄所含的番茄红素、维生素C有利尿作用，使钠离子浓度降低，降低血压。

美味食谱：番茄炒蛋、番茄炒草菇

茄子

茄子富含芦丁，可增加毛细血管韧性和弹性，减小血管阻力，保证血液流通，避免血管破裂，进而降低血压。

美味食谱：清蒸茄子、鱼香茄子

高血压患者可以吃火锅吗？

张晔答

火锅汤和食材中脂肪和碳水化合物含量较多，而且还有以下隐患：火锅店空气流通差，造成室内空气污浊，饮食过量造成血液集中在肠胃部位，使脑部缺氧；吃火锅后饮用冷饮会使肠胃中血管收缩，血压短时间极其不稳定，高血压患者还容易出现头晕，严重时可诱发心肌梗死、脑卒中。因此，高血压患者最好不吃火锅。

第五章

摆脱困扰病症

魔力营养

糖尿病 低糖低脂高纤维

主要症状 | 多饮☑ 多尿☑ 多食☑ 体重减轻☑
手足麻木☑ 视物模糊☑
常见并发症 | 糖尿病眼病☑ 糖尿病足☑ 糖尿病肾病☑
必需营养素 | 膳食纤维☑ 维生素C☑ 微量元素☑

饮食原则

1 控制总热量。通过饮食摄入的总热量是影响血糖变化的重要因素，所以必须限制每日从食物中摄入的总热量，要做到控制进食量、少吃肉、多吃蔬菜、适当吃水果。

2 合理摄入碳水化合物。主食应选择复合碳水化合物的玉米、燕麦、红薯、红豆等粗粮、薯类和豆类，有利于血糖控制。糕点、糖果等甜品中的单糖和双糖会引起血糖迅速升高，应尽量避免食用。

3 多吃低GI（血糖生成指数）食物。GI ≤ 55的低GI食物有利于餐后血糖控制，如燕麦、荞麦、莜麦、杂面等少加工的粗粮，加工越精细GI越高，如白米、白面等。

4 每天摄入25~35克膳食纤维。增加膳食纤维的摄入量可延缓食物中血糖的吸收，稳定餐后血糖，还能减少热量摄入，避免肥胖。燕麦、豆类、各种绿叶蔬菜都是膳食纤维的好来源。

5 酌情摄入水果。新鲜水果富含维生素C、钾、镁、水分和膳食纤维等有利成分，但大部分水果含糖量较高，血糖控制较好的人可在两餐之间食用少量低糖水果（每天不超过200克），如柚子、梨等。

6 少食多餐。将一日三餐改为5餐或6餐可避免一次饮食过多而导致血糖猛然升高，但加餐的食物也要计算在总热量里。牛奶、鸡蛋、豆腐干等蛋白质类食物，以及黄瓜、番茄、梨等低热量蔬果都是加餐的好选择。

7 改变进餐顺序。采取"先蔬菜、后主食"的进餐顺序，先吃粗纤维的蔬菜可以增强饱腹感，避免主食及肉类摄入过量。

推荐食物

小米

小米中的维生素 B_1 可以参与糖类与脂肪的代谢，能够帮助葡萄糖转化为热量，从而控制血糖升高。

美味食谱：小米面发糕、小米大米饭

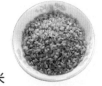

糙米

糙米富含膳食纤维，在人体内的消化吸收速度较慢，能有效延缓餐后血糖升高。

美味食谱：薏米红小豆糙米饭、糙米大米饭

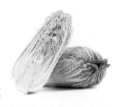

白菜

白菜热量低，并富含膳食纤维，可提高胰岛素受体的敏感性，提高胰岛素的利用率，控制餐后血糖的上升速度。

美味食谱：豆腐干炒白菜、香菇炒白菜

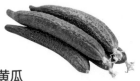

黄瓜

黄瓜含有维生素C，可促进糖代谢，其所含的丙醇二酸能有效抑制糖类转变成脂肪。

美味食谱：银耳拌黄瓜、黄瓜炒木耳

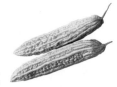

苦瓜

苦瓜含有一种叫"苦瓜苷"的物质，具有明显的降血糖、修复胰岛的作用，对控制糖尿病效果显著。

美味食谱：胡萝卜炒苦瓜、苦瓜炒鸡蛋

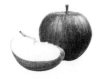

苹果

在血糖控制好的情况下，可适当吃苹果，苹果中的维生素C、钾、膳食纤维能促进脂肪分解，预防肥胖，还能预防糖尿病并发高血压等并发症。

美味食谱：胡萝卜苹果汁、苹果玉米汤

> **糖尿病患者不吃主食是不是更有利于控制血糖？**

张晔答

　　糖尿病患者不吃主食不利于病情的控制。如果不吃主食或主食进食过少，缺乏葡萄糖来源，人体需要热量时，就会动员脂肪和蛋白质，使之转化为葡萄糖，以补充血糖的不足。其中，脂肪在转化为葡萄糖的过程中会分解生成脂肪酸，当生成的脂肪酸过多时，就会使糖尿病患者出现酮尿，不利于身体健康。

第五章

魔力营养 摆脱困扰病症

血脂异常 多摄入优质蛋白质

主要症状	头晕、头疼 ☑ 乏力 ☑ 肢体麻木 ☑ 口角歪斜 ☑
常见并发症	冠心病 ☑ 糖尿病 ☑ 脂肪肝 ☑
必需营养素	胡萝卜素 ☑ 维生素 ☑ 蛋白质 ☑
	膳食纤维 ☑

饮食原则

❶ 控制总热量。总热量摄入过多，多余的热量会转化成脂肪堆积在体内，导致甘油三酯堆积。

❷ 控制碳水化合物的摄入，增加粗膳食纤维的摄入量。减少饮食中白米、白面、面条等精制食物的量，这些食物进入人体更容易分解被吸收，容易导致甘油三酯水平升高。

❸ 增加膳食纤维的摄入。增加粗粮、豆类、薯类等富含膳食纤维的食物的摄入，可减少对食物中脂肪的吸收。

❹ 选择高蛋白、低脂肪肉类。在肉类的选择上，优先选择高蛋白、低脂肪的白肉（鸡、鸭、鱼肉）和瘦畜肉（猪瘦肉、牛瘦肉、羊瘦肉）等，对防止血脂异常具有重要作用。

❺ 多吃蔬菜和水果。蔬菜和水果可提供丰富的维生素 C、维生素 E 及胡萝卜素、番茄红素等天然抗氧化剂，可以防止坏胆固醇（低密度脂蛋白胆固醇）氧化、堆积，有利于降血脂。

❻ 限制胆固醇的摄入。少吃或不吃高胆固醇食物，如动物内脏、动物脑、鱼子、蟹黄等，以免使血液胆固醇含量升高。

❼ 远离反式脂肪酸。蛋糕、蛋挞、油炸食物等富含反式脂肪酸，会导致血液中总胆固醇和甘油三酯的含量升高，因此要少吃这类食物。

❽ 限制饱和脂肪酸的摄入。饱和脂肪酸是升高血脂的主要因素，可以导致血清总胆固醇和低密度脂蛋白胆固醇水平的升高，因此应远离肥肉、肉皮、动物油、奶油等饱和脂肪酸食物。

推荐食物

玉米

玉米含丰富的膳食纤维，有很好的降脂功能，还含有维生素 B₃，能降低血清胆固醇、甘油三酯的浓度。

美味食谱：小窝窝头、玉米橘子汁

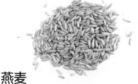

燕麦

燕麦富含可溶性膳食纤维，可促进肠胃蠕动，减少胆固醇的吸收。

美味食谱：牛奶燕麦粥、燕麦木瓜粥

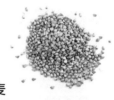

荞麦

荞麦富含的亚油酸、维生素 E、芦丁，可降低血液中胆固醇的浓度，并防止其在血管壁上沉积，软化血管。

美味食谱：荞麦粥、荞麦面条

洋葱

洋葱所含有的二烯丙基二硫化物及蒜氨酸酶，可降低血清胆固醇和甘油三酯的含量，有效降低血脂。

美味食谱：洋葱炒鸡蛋、洋葱炒木耳

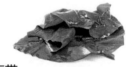

海带

海带含有大量的不饱和脂肪酸，能清除附着在血管壁上的过多胆固醇；海带含有的昆布素等多糖可降低血清胆固醇和甘油三酯的含量。

美味食谱：海带炖豆腐、凉拌海带丝

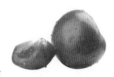

番茄

番茄中的维生素 C、番茄红素具有较强的抗氧化作用，可抑制过氧化脂肪的形成，并防止低密度脂蛋白受到氧化而加速动脉硬化，降低血脂。

美味食谱：番茄炒鸡蛋、番茄炒山药

血脂高的人最好饮食无油吗？

(张晔答)

　　不是的。很多人认为高脂血症是吃油多造成的，因此带点儿油的东西都不沾。这种认识过于片面。因为适量的油不仅能提供人体所需的脂肪酸，促进人体吸收维生素等有益物质，还能预防胆结石。即便在节食减肥的时候，每天也需要至少 20 克膳食脂肪才能维持胆汁的正常分泌。另外，如果膳食脂肪摄入不足，会导致脂肪酸缺乏，损害皮肤。

痛风 根据嘌呤分类吃饭

主 要 症 状	关节红肿 ☑	发热 ☑	胀痛 ☑	
常见并发症	高脂血症 ☑	高血压 ☑	糖尿病 ☑	肥胖 ☑
必需营养素	钾 ☑	镁 ☑	膳食纤维 ☑	植物蛋白 ☑ 水 ☑

饮食原则

❶ 亲近低嘌呤食物。嘌呤代谢紊乱是痛风发生的根源，低嘌呤饮食要求控制食物中的嘌呤每日不超过400毫克；处于痛风急性发作期时，要求更严格，每日允许摄入的嘌呤量应在150毫克以下。低嘌呤食物主要有玉米、大麦、西瓜等。

❷ 主食粗细搭配。谷物外皮中嘌呤的含量相对较高，但植物来源的嘌呤很少使体内尿酸水平升高，且粗粮比细粮含有更多的膳食纤维、维生素和矿物质，这些对于控制高尿酸血症和痛风都是有益的。

❸ 每天饮水不少于2000毫升。为了促进尿酸的排出，痛风患者每天的饮水量必须大于2000毫升；在痛风急性发作期，要求每天饮水3000毫升以上，以保证每日的排尿量不少于2000毫升。

❹ 每天摄入25~30克膳食纤维。膳食纤维中的果胶可结合胆固醇，使其直接从肠道中排出，从而减少痛风性高脂血症的发生；果胶还可以延长食物在肠道中的停留时间，降低葡萄糖的吸收率，有利于改善痛风性糖尿病。

❺ 多摄入富含钾、镁的食物。钾（银耳、板栗等）在排泄过程中可使尿液在一定程度上偏碱性，从而减少尿液中尿酸的结晶，促进尿酸排出。镁（杏仁、荞麦等）可以调节尿酸代谢，有助于预防痛风，以及缓解痛风症状。

❻ 适量摄入植物蛋白。蛋白质经代谢后会产生代谢废物尿酸和尿素氮等，蛋白质摄入过多，体内尿酸含量易偏高。为了均衡营养，可适量摄入植物蛋白（每日每千克标准体重供给0.8~1.0克）。

推荐食物

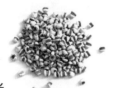

薏米

薏米富含维生素、矿物质、蛋白质及膳食纤维，可促进尿酸排出，去水肿，利关节，对痛风性关节炎有积极的预防和治疗作用。

美味食谱：薏米雪梨粥、薏米山楂汤

大米

精制大米嘌呤含量很低，并富含淀粉、维生素及钾、镁等，可有效碱化尿液，促进体内尿酸排出体外，适合痛风患者日常食用。

美味食谱：大米小米饭、红枣大米粥

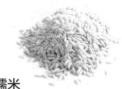

糯米

糯米有补中益气、固表的作用，且嘌呤含量低，可缓解痛风症状。

美味食谱：大枣莲子糯米粥、红豆粽子

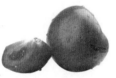

番茄

番茄含有维生素C、番茄红素等，可促进尿酸的排出。

美味食谱：番茄炒鸡蛋、芹菜番茄汁

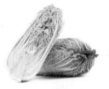

白菜

白菜属于碱性食物，能够碱化尿液，同时能促进沉积于组织内的尿酸盐溶解，防止形成尿酸性结石。

美味食谱：白菜炒鸡蛋、芝麻拌白菜

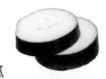

冬瓜

冬瓜所含的维生素C能促进尿酸排泄，预防关节疼痛。另外，冬瓜本身几乎不含脂肪，热量低，肥胖的痛风患者可以长期食用。

美味食谱：冬瓜海带汤、微波茄汁冬瓜

痛风能吃什么海产品？

张晔答

海产品是否适合痛风患者食用，主要取决于其中的嘌呤含量。动物性海产品的海蜇和海参，嘌呤含量都很低；植物性海产品的海藻也属于低嘌呤食物。痛风患者可以适当食用这些海产品，补充不饱和脂肪酸，对改善心脑血管疾病有好处。

肥胖 控制碳水化合物的摄入

主 要 症 状	呼吸急促 ☑ 行动不灵活 ☑ 下肢关节变形 ☑ 心悸 ☑ 头昏眼花 ☑ 盗汗 ☑
常见并发症	高血压 ☑ 糖尿病 ☑
必需营养素	膳食纤维 ☑ 维生素 ☑

饮食原则

❶ "彩虹饮食法"帮助吃出好身形。该方法是美国抗癌协会推荐的饮食方法，把果蔬按绿色、紫色、红色、橙黄色、白色分成五类，每一种颜色类别代表了一种营养素，倡导一日三餐摄取充足果蔬的同时保证五种颜色都能吃到。

五色	营养素
绿色	含丰富叶绿素，如芹菜、青椒、猕猴桃等
紫色	富含美颜花青素，如茄子、紫甘蓝、洋葱等
红色	常吃让人心情舒畅，如苹果、石榴、辣椒等
橙黄色	含胡萝卜素，如玉米、香蕉、橙子、土豆等
白色	蛋白质丰富，如牛奶、银耳、豆腐、杏仁等

❷ 少进食热量高的食物，如肥肉、油炸食品、奶油、蛋糕等；保证蛋白质尤其是优质蛋白质摄入量，选择豆制品及低脂肪的瘦肉、鱼肉、禽肉等。

❸ 一日三餐定时定量，控制进食速度，控制食欲，防止饮食过量。

❹ 晚餐要少吃，不吃夜宵，防止热量不能完全消耗导致发胖。

❺ 饮食要清淡，少吃零食，烹调时少吃动物油、控制用油量，每日用油 30 克以下。

推荐食物

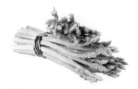

芦笋

芦笋是低脂、低糖、高膳食纤维的健康食材。有利于促进肠道蠕动，达到瘦身减肥的功效。

美味食谱：芦笋山药绿豆豆浆、芦笋鸡片

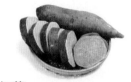

红薯

红薯富含膳食纤维，能刺激肠道蠕动，促进排便。

美味食谱：拔丝红薯、红薯粥

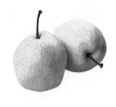

梨

梨营养丰富，含有多种维生素，水分和膳食纤维含量都较高，热量低，有利于缓解便秘、排毒瘦身。

美味食谱：薏米雪梨粥、川贝冰糖炖雪梨

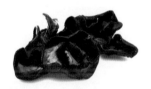

木耳

木耳中的胶质能把残留在人体消化道内的灰尘和杂质吸附并集中起来，然后排出体外，有清胃肠、瘦身的功效。

美味食谱：白菜炒木耳、栗子红薯粥

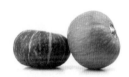

南瓜

南瓜富含果胶，果胶具有很好的吸附性，能吸附并有效消除人体内的有害物质；南瓜还含有甘露醇，有很好的排毒瘦身作用。

美味食谱：南瓜绿豆汤、米粉蒸南瓜

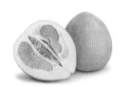

西柚

西柚是柚子中膳食纤维含量比较高的品种，又因为它含糖量少、水分高、热量低，是瘦身的佳品。

美味食谱：草莓柚奶汁、柚子肉炖鸡

冠心病

注意维生素 C、维生素 E 的供给

主要症状	心悸 ☑　胸闷 ☑　胸痛 ☑　气短 ☑
常见并发症	乳头肌功能失调或断裂 ☑　心脏破裂 ☑　栓塞 ☑ 心室壁瘤 ☑
必需营养素	膳食纤维 ☑　植物固醇 ☑　维生素 C　维生素 E ☑

饮食原则

❶ 控制总热量。冠心病患者更要防止超重和肥胖，使体重达到并维持在理想范围。饮食应以控制总热量，限制高脂、高胆固醇食物的摄入为原则。

❷ 避免饱和脂肪酸摄入过多。饱和脂肪酸是影响血脂的最主要因素，会导致血清总胆固醇和低密度脂蛋白胆固醇（坏胆固醇）水平的升高，要尽可能少地摄取饱和脂肪酸（<总热量的 10%）。同时，增加不饱和脂肪酸（鱼、禽类等）的摄入能降低胆固醇。

❸ 保证维生素 C、维生素 E 的供给。维生素 C（红枣等）能促进胆固醇生成胆酸，从而能降低血胆固醇，改善冠状循环，保护血管壁；维生素 E（玉米等）具有抗氧化作用，能阻止不饱和脂肪酸过氧化，保护心肌并改善心肌缺氧，预防血栓发生。

❹ 保证膳食纤维和植物固醇的摄入。膳食纤维（蔬菜、水果和谷物）能促进胆酸排泄，从而抑制胆固醇进入血液；植物固醇（植物油、坚果类及蔬菜、水果）的分子结构与胆固醇相似，可与胆固醇竞争性存在，抑制胆固醇在肝脏内的合成，促使胆固醇经粪便排出。

❺ 多吃蔬菜、水果。蔬菜、水果是维生素、矿物质、膳食纤维的很好来源，能降低人体对胆固醇的吸收，有利于降低血液黏稠度，提高血管通透性。冠心病患者每天至少要保证摄入 400 克蔬菜和 100 克水果。

推荐食物

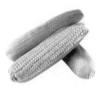

玉米

玉米中的维生素 E 能减轻动脉硬化，核黄素可预防心脏病。此外，玉米中的维生素 B_1 能抑制动脉粥样硬化，保护心血管。

美味食谱：山楂玉米粒、玉米鱼肉稀粥

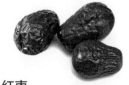

红枣

红枣含有的丰富的维生素 C，能够促进人体合成氮氧化物，起到扩张血管的作用。红枣含有的环磷酸腺苷能改善心肌营养。

美味食谱：黑芝麻红枣粥、黄豆红枣火腿汤

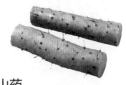

山药

山药含有的黏液蛋白、维生素及微量元素能阻止血脂在血管壁的沉淀，可预防心血管疾病，对高血压患者尤为适宜。

美味食谱：山药黑芝麻糊、清炒山药片

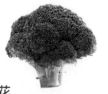

西蓝花

西蓝花富含类黄酮，除能防止感染，还能清理血管，阻止胆固醇氧化，缓解冠心病患者病情。

美味食谱：蒜蓉炒西蓝花、百合炒西蓝花

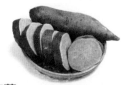

红薯

红薯中的胡萝卜素有抗氧化作用，能预防心血管系统的脂质沉积，防治动脉粥样硬化。

美味食谱：荷香小米蒸红薯、红薯馒头

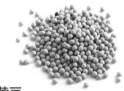

黄豆

黄豆富含亚油酸、不饱和脂肪酸，均具有降低血液中胆固醇的作用，可减少动脉硬化的发生，预防高血压、冠心病等疾病。

美味食谱：四喜黄豆、黄豆焖鸡翅

不吃脂肪就可防止动脉硬化吗？

（张晔答）

这是日常生活中的误区。人体需要脂肪参与新陈代谢，维持生理功能。完全不吃脂肪对人体健康有害，且不能防止动脉硬化。因此，冠心病患者饮食中应包含脂肪，但要适量。

脂肪肝

少摄取胆固醇含量比较高的食物

主 要 症 状	恶心欲呕 ☑ 厌油 ☑ 上腹饱胀 ☑ 食欲缺乏 ☑ 疲倦乏力 ☑
常见并发症	肝硬化 ☑ 肥胖症 ☑ 糖尿病 ☑ 高脂血症 ☑ 高血压 ☑
必需营养素	蛋氨酸 ☑ 膳食纤维 ☑ 水 ☑

饮食原则

❶ 尽量少摄取动物油、动物内脏、鸡皮、烧鹅、蟹黄等胆固醇含量比较高的食物。

❷ 饮食宜清淡，限制盐的摄入，否则不利于脂肪的分解。

❸ 应控制碳水化合物的摄入量，特别应注意少吃富含蔗糖、果糖、葡萄糖等的食物，以防热量过剩转化为脂肪。

❹ 少食刺激性强的辛辣食物，如辣椒、胡椒、咖喱等。

❺ 严格限制食用油炸、油煎的食物，烹调方法宜采用蒸、煮、烩、炖、熬等。

❻ 适当增加蛋氨酸丰富的食物，如小米、莜麦面、芝麻、荠菜、油菜、菠菜等，促进体内磷脂的合成，协助肝细胞内脂肪的转化。

❼ 饮食不宜过分精细、单一，主食应粗细粮搭配，多食用蔬菜、水果和菌藻类食物，以保证摄入足够数量的膳食纤维，减少脂肪的吸收。

❽ 适量饮水，以促进身体新陈代谢。不要用饮料、牛奶、咖啡代替水。

推荐食物

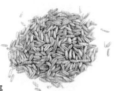

燕麦

燕麦中的不饱和亚油酸能明显抑制血脂升高，减轻肝脏脂质的沉积，降低肝脏甘油三酯和胆固醇的含量。

美味食谱：凉拌燕麦面、燕麦豆浆

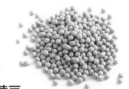

黄豆

黄豆中的豆甾醇能抑制人体对胆固醇的吸收，其含有的不饱和脂肪酸和大豆磷脂能保持血管弹性，防止脂肪肝的形成。

美味食谱：芥蓝炒黄豆、海带黄豆鱼头煲

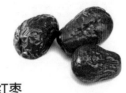

红枣

红枣含维生素E和芦丁，维生素E可抑制肝坏死和肝纤维化的发生，芦丁具有降低血胆固醇、保护肝脏的作用。

美味食谱：桂圆红枣粥、黑木耳红枣汤

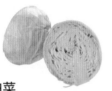

圆白菜

圆白菜富含膳食纤维，能够吸附脂肪，使其随大便排出体外，能够预防内脏脂肪型肥胖。

美味食谱：香菇炒圆白菜、凉拌手撕圆白菜

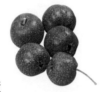

山楂

山楂含有山楂酸、柠檬酸、酒石酸和黄酮类化合物，能降低血液中多余的胆固醇、甘油三酯。

美味食谱：山楂烧豆腐、山楂枸杞煮水

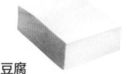

豆腐

豆腐富含蛋白质，有利于脂肪从肝脏中排出和肝细胞的修复、再生；且含有植物雌激素异黄酮，具有抗氧化性和防止增生的功效，有利于防癌抗癌。

美味食谱：海带豆腐汤、香菇什锦豆腐

吃夜宵容易引发脂肪肝吗？

张晔答

吃夜宵不是患上脂肪肝的"罪魁祸首"。单独以一餐或者加餐来突出吃夜宵对脂肪肝的危害是不科学的。当然，如果一日三餐已摄入足够的热量，那么再吃夜宵，全天摄入的总热量肯定是超标的。所以，合理控制好总热能量的摄入，就算是分成多餐都没问题，两次夜宵也不会对增加体重有过多的风险。

第五章
魔力营养
摆脱困扰病症

肾结石 多补水，适当补钾和镁

主 要 症 状 | 腰腹部绞痛☑ 恶心☑ 呕吐☑ 烦躁不安☑
腹胀☑ 血尿☑

常见并发症 | 肾盂肾炎☑ 肾周围炎☑ 肾盂积水☑

必需营养素 | 水☑ 钾☑ 镁☑ 维生素C☑

饮食原则

❶ 充分、均匀补水。身体缺水导致尿液浓缩，尿液中本来处于溶解状态的物质可能因为过饱和而沉淀，肾脏和膀胱就容易出现结石。所以，在不出汗的情况下，每天宜喝水1500~1700毫升（白开水）。此外，可依据尿液颜色判定是否需要多喝水，正常尿液为浅黄色，较深则需要多喝水。

❷ 补充钾、镁。钾和镁元素供应充足，可以改善钙的利用情况，避免钙从尿中排出，从而降低患肾结石的风险。蔬菜、水果均富含钾，各种深绿色叶菜富含镁，颜色越浓绿，其中含镁量就越高。

❸ 补充维生素C。富含维生素C的食物（白菜、圆白菜等），能消除人体内自由基，排除毒素，减轻肾脏负担，增强肾脏功能。

❹ 低嘌呤饮食。过多食用嘌呤含量高（各种动物内脏、骨髓、海产品等）的食物，会致使尿酸增多，尿酸促使草酸盐沉淀，形成结石。精粉、大米、奶类及除菠菜、菜花之外的大部分蔬菜嘌呤含量较低。此外，嘌呤亲水性很高，肉汁、肉汤往往含大量嘌呤，应少食用。

❺ 低草酸饮食。少吃草酸含量高的食物，草酸是形成肾结石的主要物质之一。一般蔬菜中带有涩味的含草酸较高，如菠菜、苋菜、芥菜、空心菜等。

❻ 低钠饮食。过多的钠会增加肾脏负担，出现水肿症状，造成身体组织脱水。因此，应控制钠含量较高食物的摄入，每日摄入盐应少于6克，味精、酱油、豆瓣酱等也应少吃。

推荐食物

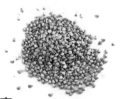

荞麦

荞麦含有多种矿物质营养元素，镁、钾、铁含量很高，可维持体内水分平衡、酸碱平衡，降低患肾结石的风险。

美味食谱：荞麦馒头、荞麦小米肉末粥

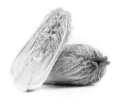

白菜

白菜含有 B 族维生素、维生素 C、钙、铁、磷、锌等，且不含草酸，还可利尿，促进肾结石排出。

美味食谱：素炒白菜、枸杞炖白菜

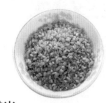

糙米

糙米含有丰富的镁、钾、钙、锌、铁等和 B 族维生素、维生素 E，能提高人体免疫功能、增强肾脏功能。

美味食谱：糙米饭、糙米南瓜拌饭

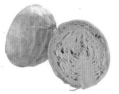

圆白菜

圆白菜中维生素含量比较高，尤其是维生素 C、胡萝卜素的含量，能消除人体内自由基，保护肾脏，增强肾脏功能。

美味食谱：凉拌手撕圆白菜、圆白菜炒肉丝

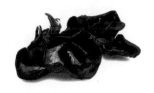

木耳

木耳对肾结石有很好的化解功能。黑木耳含有植物碱，可促进泌尿系统各种腺体分泌，植物碱协同这些分泌物催化结石，润滑肠道。

美味食谱：山药木耳炒莴笋、西蓝花炒木耳

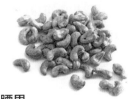

腰果

腰果含有多种维生素和钙、磷、铁等矿物元素，具有利水、除湿、消肿之功效，可辅助调理肾病。

美味食谱：芹菜炒腰果、腰果荷兰豆

慢性胃炎
多选择粗纤维少的食物

主 要 症 状	上腹疼痛 ☑ 食欲减退 ☑ 餐后饱胀 ☑
常见并发症	出血 ☑ 休克 ☑
必需营养素	铁 ☑ B族维生素 ☑

饮食原则

❶ 饮食应清淡、易消化。选择粗纤维少的食物（大米、白面等细粮），多采用蒸、炖、煮等烹饪方法，做出的食物细、软、碎、烂，较清淡、易消化，可以减少对胃黏膜的不良刺激，有助于胃黏膜修复。

❷ 注意酸碱平衡。当胃酸分泌过多时，可多吃马铃薯、竹笋、香菇及加碱馒头、面条等碱性食物，以中和胃酸；当胃酸分泌减少时，可多吃带酸味的水果、酸奶等，以刺激胃酸的分泌。

❸ 注意铁的补充。慢性胃炎患者饮食禁忌较多，一定要防止营养不良性贫血。可适当增加蛋白质和血红素铁含量高的食物，如瘦肉、鱼、鸡肉和动物肝脏等。此外，注意补充维生素 B_{12} 和叶酸（菠菜等），有助于铁的吸收。

❹ 规律进食。按时进食，每餐七八成饱，利于肠胃保持酸碱平衡状态，避免胃黏膜受损，维持正常的消化节律。发作期少食多餐，恢复期一日三餐。

❺ 避免刺激性食物。避免烈性酒、浓咖啡、浓茶、辣椒、生蒜等，同时避免过硬、过酸、过辣、过咸、过烫的食物。

张晔说营养
吃饭不要过多或过急

吃饭的时候一次进食过多，或者特别着急，狼吞虎咽，这是对肠胃健康非常不利的，会使胃肠时刻处于紧张的工作状态。胃黏膜的上皮细胞每 2~3 天就需要自行修复一次，如果胃黏膜长期得不到修复，就会受损，引发胃炎。

推荐食物

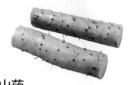

山药

山药所含的尿囊素有助于胃黏膜的修复，对慢性胃炎有很好的辅助治疗作用。

美味食谱：山药羊肉汤、玉竹山药鸽肉汤

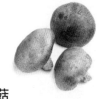

香菇

香菇富含硒元素，能有效清除体内的自由基，增强人体免疫功能。

美味食谱：香菇粥、香菇虾球粥

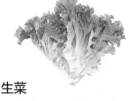

生菜

生菜含有干扰素诱生剂，可以刺激人体正常细胞产生干扰素，抵抗病毒，调理胃炎，促进痊愈。

美味食谱：生菜虾仁粥、生菜猪肝面

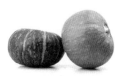

南瓜

南瓜中的果胶有很好的吸附性，能促进体内细菌毒素和有害物质的排出，起到解毒、保护胃黏膜的作用。

美味食谱：南瓜山药牛肉粥、南瓜胡萝卜小米粥

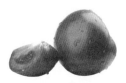

番茄

番茄所含的苹果酸、柠檬酸等有机酸，能促使胃液分泌，增加胃酸浓度，调整胃肠功能，有助于胃肠疾病的康复。

美味食谱：番茄西米粥、番茄蘑菇排骨汤

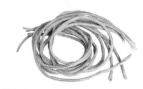

豇豆

豇豆所含的 B 族维生素能维持正常的消化腺分泌和肠胃蠕动功能，可帮助消化，防治慢性胃炎。

美味食谱：肉末炒豇豆、豇豆炒香菇

慢性胃炎患者生活中如何调理？

(张晔答)

　　留心气候变化，注意腹部保暖，一旦受凉会影响胃部的血流，血流供应慢会影响胃黏膜的养分供给，降低其抵抗力；注意休息，不要过于劳累；适当进行体育锻炼，加强腹肌锻炼，增强胃的蠕动力。

魔力营养
摆脱困扰病症

零食，吃对了也有营养

零食是很多人的最爱，但是经常被打上不健康和垃圾食品的标签，其实健康的零食是可以作为一日三餐之外的营养补充的，科学合理地补充一些健康零食，是对健康有利的。

水果：苹果、香蕉、猕猴桃、梨等

干果：核桃、花生、杏仁、榛子等

值得亲近的零食

其他：全麦面包、全麦饼干、燕麦片等

要远离的零食

薯片、面包、果冻、曲奇饼干、火腿、果脯等膨化食品、高热量食品、添加了大量添加剂的食品

张晔说营养

吃零食不要影响正餐

吃零食要讲究营养，不能只图好吃、解馋，并且一定要适量，不能影响一日三餐的正常进行，以免影响消化吸收的规律。

张晔答

哪些人可以适当吃些零食？

老年人可以适当吃些零食，因为老年人的消化系统功能减退，每餐吃得太饱会不利于消化吸收，给胃肠道带来较大负担，可每餐吃七成饱，然后随时补充一些易消化的健康零食。

孕妈妈在孕期往往因为妊娠反应而食欲变差，但是为了保证胎宝宝的正常发育，可常备些健康的小零食，放在随手可得的地方，甚至可以随身携带，这样无论在家里、办公室，还是在车上，都可以想吃就吃。

学龄儿童适当补充些零食，比如核桃、花生等，不仅可以促进身体成长，还能促进大脑发育，提升智力。